原発不明がん
診療ガイドライン

Carcinoma of Unknown Primary

編集 日本臨床腫瘍学会

改訂第2版

南江堂

「原発不明がん診療ガイドライン」作成ワーキンググループ委員一覧

WG長

向井　博文　　国立がん研究センター東病院乳腺・腫瘍内科

委員（五十音順）

安藤　正志　　愛知県がんセンター中央病院薬物療法部・臨床試験部
江嵪　泰斗　　国立病院機構九州がんセンター臨床研究センター
加藤　俊介　　順天堂大学大学院医学研究科臨床腫瘍学
草場　仁志　　九州大学大学院医学研究院連携病態修復内科学
倉田　宝保　　関西医科大学附属病院呼吸器腫瘍内科
高橋　俊二　　がん研有明病院総合腫瘍科
津田　　均　　防衛医科大学校病態病理学
安井　久晃　　神戸市立医療センター中央市民病院腫瘍内科

協力委員（五十音順）

佐々木政興　　杏雲堂病院腫瘍内科
島田　貴信　　藤田保健衛生大学臨床腫瘍科
長谷川依子　　千葉西総合病院腫瘍内科
山田　遥子　　埼玉県立がんセンター乳腺腫瘍内科

作成協力者（五十音順）

山口直比古　　聖隷佐倉市民病院
吉田　雅博　　国際医療福祉大学市川病院人工透析・一般外科

外部評価委員（五十音順）

赤羽　　宏　　銀座法律事務所
岡本　　勇　　九州大学大学院医学研究院胸部疾患研究施設
岡本　　渉　　国立がん研究センター東病院臨床研究支援部門 TR 推進室 BB・TR 支援室
片山　英樹　　岡山大学病院緩和支持医療科
中西　洋一　　九州大学大学院医学研究院胸部疾患研究施設
堀田　勝幸　　岡山大学病院新医療研究開発センター臨床研究部
矢野　真吾　　東京慈恵会医科大学内科学講座腫瘍・血液内科
山中　竹春　　横浜市立大学大学院医学研究科臨床統計学
吉田　雅博　　国際医療福祉大学市川病院人工透析・一般外科

ガイドライン委員会

［委員長］

中西　洋一　　九州大学大学院医学研究院胸部疾患研究施設

［副委員長］

髙松　　泰　　福岡大学医学部腫瘍・血液・感染症内科

［委員］（五十音順）

岡本　　勇　　九州大学大学院医学研究院胸部疾患研究施設

岡本　　渉　　国立がん研究センター東病院臨床研究支援部門 TR 推進室 BB・TR 支援室

片山　英樹　　岡山大学病院緩和支持医療科

高野　利実　　虎の門病院臨床腫瘍科

堀田　勝幸　　岡山大学病院新医療研究開発センター臨床研究部

矢野　真吾　　東京慈恵会医科大学内科学講座腫瘍・血液内科

山中　竹春　　横浜市立大学大学院医学研究科臨床統計学

「原発不明がん診療ガイドライン（改訂第２版）」発刊にあたって

原発不明がんはその数は少ないものの，ある程度の規模の病院であれば年間に何例かは経験する決してまれではないがんである．原発不明がんには一定の治療方法があり，必要な検査を実施し原発巣が見つからなければ治療を開始すべき病態であるが，従来，臓器別診療体系のなかでがんを診療していた日本では，原発不明がんの治療が適切に行われてきたとは言いがたかった．そのため診療方針の一助とするため日本臨床腫瘍学会では 2010 年にガイドラインを出版した．

出版から 8 年が経過し，その間に原発不明がんに関する新しい知見が蓄積したため，今回，最新情報により診療を支援するためにガイドラインを改訂することにした．多くの改訂が行われたが，特に，特異性が高い免疫染色により原発巣の推定が可能となったため，推奨される免疫染色についてアップデートされた．また，頭頸部においては，中咽頭がんでは HPV が，上咽頭がんでは EBV が発がんに関与することが明らかとなり，原発不明頸腫でも原発巣の推定に HPV および EBV の検索が取り込まれた．化学療法に関する知見が集積するとともに，前版では一次治療としてプラチナ製剤とタキサン製剤の併用療法が推奨されていたが，様々なデータが蓄積し今版では併用はタキサン製剤に限定せずプラチナ製剤を含む併用療法に変更された．

一方で，近年の分子生物学の進歩に基づいたゲノム医療や遺伝子プロファイリングの手法の発展は目覚ましく，原発不明がんにも応用されて研究が進んだ．実地診療でゲノム情報を用いるべきかどうか，本ガイドラインでは新たに言及されている．

原発不明がんは臓器横断的にがん治療にあたる腫瘍内科医が中心となるべき疾患である．多大な労力と時間を割いて本ガイドラインの改訂にあたった日本臨床腫瘍学会の原発不明がん診療ガイドライン作成委員に敬意を表するとともに，この新しい「原発不明がん診療ガイドライン」が日常の診療の一助となることを願ってやまない．

2018 年 6 月

日本臨床腫瘍学会　理事長
神戸大学大学院医学研究科 腫瘍・血液内科学
南　博信

「原発不明がん診療ガイドライン（改訂第 2 版）」発刊によせて

「原発不明がん診療ガイドライン」は，臓器横断的にがん医療・がん薬物療法の学術と診療を推進する日本臨床腫瘍学会が，2010 年世界に先駆けて作成したものである．また，このガイドラインは本学会が最初に手がけたガイドライン作成業務でもあった．がん種としては，いわゆる dust box 的な位置に置かれ，系統だった検査や治療も存在しない領域であっただけに，その臨床的意義は大きいものであったと認識している．

初版刊行から 8 年の年月を経て，改訂版を出す運びとなったが，その間に診療ガイドラインの在り方や原発不明がんの診断・診療における考え方もかなり様変わりした．たとえば，改訂版には投票一致率が記載されており，それなりの異論もあるなかでのコンセンサスであることが明示されている．あげられている CQ（Clinical Question）においても，「50 歳未満の男性で正中線上に病変が分布する低・未分化がんである原発不明がんに対する治療は？」であるとか，予後不良群の治療において，「原発不明がんに対する，網羅的な遺伝子検索と遺伝子情報をもとにした分子標的治療薬による治療は有用か？」といった，新しい課題も付け加えられている．

今後，がんゲノム医療や免疫療法の進歩によって，大きな発展が期待されるがん薬物療法であるが，まずは最新のガイドラインを活用することで，患者さんとそのご家族によりよい医療が届けることができれば幸いである．

2018 年 6 月

日本臨床腫瘍学会ガイドライン委員会　委員長
九州大学大学院医学研究院 胸部疾患研究施設
中西　洋一

「原発不明がん診療ガイドライン(改訂第2版)」の作成にあたって

はじめに

2010年に日本臨床腫瘍学会の最初のガイドラインとして「原発不明がん診療ガイドライン」が発刊された．それ以降今日に至るまで本疾患に関する多くのデータが示され，ガイドラインの刷新が必要となった．日本臨床腫瘍学会ガイドライン委員会の指示により原発不明がん診療ガイドライン作成ワーキンググループが設置され，ガイドライン作成に着手することとなった．

すでに本邦では各学会から関連する疾患に関する充実したガイドラインが各種出版されている．疾患臓器別に学会が存在する本邦の事情を考えると，今後も他学会で本疾患に関するガイドラインが作成される可能性は低い．原発不明がんは，臓器横断的にがんに対する薬物療法をその守備範囲とする日本臨床腫瘍学会が積極的に取り組むべき疾患であると考えられる．

●本ガイドラインの目的：がんの臨床現場ではよく遭遇するものの，その対応には苦慮することの多い原発不明がんに対して，現場の医師が適切にマネジメントできることを本ガイドラインの最大の目的と考える．その結果，本疾患の予後が改善し，患者の良好なQOL保持につながることが期待される．

●利用対象：本疾患にかかわる医師，看護師，薬剤師，その他のすべての医療従事者を対象に作成した．

●診療の対象：原発不明がんと診断がついた患者はもちろんのこと，診療上，原発不明がんが疑われた患者も本ガイドラインの対象としている．

本ガイドライン作成の手順

❶原発不明がん診療ガイドライン作成ワーキンググループの設置

日本臨床腫瘍学会ガイドライン委員会の下層組織として，専門性，地域性を考慮して選出された8名の委員よりなる原発不明がん診療ガイドライン作成ワーキンググループが設置された．さらに各委員の推薦により，4名の協力委員を選出した(そのうち，2017年10月まで河田健司が務め，以後，島田貴信に交代した)．全委員は日本臨床腫瘍学会利益相反問題管理委員会での審査により利益相反に問題がないことが確認された．

❷Clinical Question(CQ)の選択と設定

2010年版のガイドラインのClinical Question(CQ)に加え，全委員より日常臨床において遭遇する本疾患に関する頻度の高い疑問をCQとして収集し，ガイドラインとして取り上げるべきかどうかを協議して優先順位付けを行った．最終的に全委員による合議のうえで21のCQが設定された．CQの記載形式に関しては，「患者(P)に対して，ある介入(I)を行うと，やらない場合(C)に比べて，どれほど結果(O)が良くなるか」という，PICOの形式にできるだけ沿うようにした．しかしCQ自体の特徴や文章の不自然さから必ずしもそうなっていないCQもある．

❸文献検索

文献検索は，日本医学図書館協会へ依頼し，複数名の医学図書館員により，CQ ごとに実施された．検索にかかわる条件は以下のとおりとした．

①検索対象データベースは PubMed および医中誌 Web とした．

②検索年限はとくに限定しなかった．

③検索キーワードは以下のものを中心とし，加えて CQ ごとに診断や治療にかかわるキーワードを使用した．

PubMed　　Neoplasms, Unknown Primary (MeSH)

医中誌 Web　　腫瘍-原発不明（医中誌シソーラス用語）

④検索結果の文献は，ヒトについての論文，および言語が英語，日本語のものに限定した．

⑤文献検索で拾うことのできなかった文献についてはハンドサーチとして追加した．

以上により収集された文献について，各 CQ 担当委員により，一次スクリーニングを実施し，エビデンスを考慮した選定を行った．それに基づき二次スクリーニングを実施し，エビデンスの評価・抽出の作業を実施した．

❹エビデンスの評価と本文の作成

「Minds 診療ガイドライン作成の手引き 2014」に準拠してエビデンスを批判的に吟味し，そのレベルを「A（強）：効果の推定値に強い確信がある」,「B（中）：効果の推定値に中程度の確信がある」,「C（弱）：効果の推定値に対する確信は限定的である」,「D（とても弱い）：効果の推定値がほとんど確信できない」の4段階で評価した（表1）．

本文は，CQ 推奨文→解説→引用文献というスタイルで統一して各 CQ ごとに作成した．

表1　エビデンスレベル	
Ⓐ（強）	効果の推定値に強い確信がある
Ⓑ（中）	効果の推定値に中程度の確信がある
Ⓒ（弱）	効果の推定値に対する確信は限定的である
Ⓓ（とても弱い）	効果の推定値がほとんど確信できない

❺内容の相互レビュー

ワーキンググループ内の他の委員が評論者として，原案である推奨文，解説文をレビューした．その意見をもとに執筆者は内容の修正を行った．さらに委員全員による検討を経て最終案を作成した．

❻推奨の決定

評価されたエビデンスに基づいて，CQ に対する推奨（推奨するか，推奨しないか）とそのレベル（強いか，弱いか）を決定した（表2）．この決定は，推奨文案を事前に作成し，2018年2月18日のワーキンググループメンバー出席者全員による投票で判断した（投票により「行うことを強

表2　推奨の強さ	
強	強く推奨する
弱	弱く推奨する

く推奨する」,「行うことを弱く推奨する」,「行わないことを弱く推奨する」,「行わないことを強く推奨する」のうちから一つを選ぶこととした）．その際，エビデンス，益と害（有益性と安全性），患者の価値観，コストおよび臨床適応性の4項目を考慮に入れることをあらかじめ明確にした．出席者の2/3以上の合意が得られたものを採択し，合意が得られなかった場合は議論を行った後に再投票を繰り返した．推奨文に併記する「投票一致率」については，意見が分かれた場合のみ記載することとした（一致率の記載のないCQは一致率100％の推奨である）．

⑦評価委員会による評価

刊行に先立って日本臨床腫瘍学会の評価委員会の査読を受けた．また日本臨床腫瘍学会のホームページ上に公開し，パブリックコメントを募った．その指摘に基づいて内容を一部修正した．以上の討議を経てガイドライン完成版とした．

刊行後も日本臨床腫瘍学会のホームページを通じて常時意見を受け付ける．収集された意見は，次回の改訂の際に参考とする．

⑧今後の改訂

本ガイドラインは新たなデータの出現と日常診療の変化に合わせて今後改訂を行う予定である．具体的には，日本臨床腫瘍学会ガイドライン委員会により，5～8年を目途に改訂することを予定している．

⑨ガイドラインの作成費用について

本ガイドラインの作成は，日本臨床腫瘍学会が全てその作成資金の提供団体であり，他企業からの資金提供はない．

⑩利益相反について

日本臨床腫瘍学会利益相反問題管理委員会が求める開示項目に従い，ガイドライン作成ワーキンググループメンバー，評価委員の利益相反について別表に開示した．

おわりに

原発不明がんは全がん種の1～5％とされる．これは食道がんよりも多い罹患数であり，決してまれな疾患ではないことを意味する．ところが臨床現場で本疾患に出くわした際，原発臓器が不明であるがゆえにどの領域の専門医にコンサルトするのがよいのか，どのような検査をすべきなのか，往々にして迷う場合が少なくない．主治医はどうしてよいかわからない不安ゆえに検査をやみくもに行い，この姿勢が“検査ばかりで一向に治療をしてもらえない”という患者の不満につながるというケースがままある．

専門とする領域にかかわりなく，がんの臨床にかかわるすべての医師は原発不明がんの疾患概念を理解し，適切な検査を過不足なく行い，はやく診断を下してはやく治療を行うことが望まれる．

2018年6月

原発不明がん診療ガイドライン作成ワーキンググループ　委員長
国立がん研究センター東病院 乳腺・腫瘍内科
向井　博文

「原発不明がん診療ガイドライン（改訂第 2 版）」の利益相反事項の開示について

本ガイドラインは，日本医学会が定めた「診療ガイドライン策定参加資格基準ガイダンス（平成 29 年 3 月）」に準拠した上で作成された．報告対象とする企業等（以下，報告対象企業等とする）は，医薬品・医療機器メーカー等医療関係企業一般並びに医療関係研究機関等の企業・組織・団体とし，医学研究等に研究資金を提供する活動もしくは医学・医療に関わる活動をしている法人・団体等も含めた．

＜利益相反状態開示項目＞　該当する場合具体的な企業名（団体名）を記載，該当しない場合は“該当なし”と記載する．

1. 本務以外に団体の役員，顧問職の報酬として，年間 100 万円以上受領している報告対象企業名
2. 株の保有と，その株式から得られた利益として，年間 100 万円以上受領している報告対象企業名
3. 特許権使用料の報酬として，年間 100 万円以上受領している報告対象企業名
4. 会議の出席（発表，助言など）に対する講演料や日当として，年間 50 万円以上受領している報告対象企業名
5. パンフレット，座談会記事等に対する原稿料として，年間 50 万円以上受領している報告対象企業名
6. 年間 100 万円以上の研究費（産学共同研究，受諾研究，治験など）を受領している報告対象企業名
7. 年間 100 万円以上の奨学（奨励）寄附金を受領している報告対象企業名
8. 企業などが提供する寄附講座に所属し，100 万円以上の寄附金が実際に割り当てられた報告対象企業名
9. 年間 5 万円以上の旅行，贈答品などの報告対象企業名

下記に本ガイドラインの作成にあたった委員の利益相反状態を開示します．

＜診療ガイドライン委員会参加者の COI 開示＞

氏名（所属機関）		利益相反開示項目				
		開示項目 1	開示項目 2	開示項目 3	開示項目 4	開示項目 5
		開示項目 6	開示項目 7	開示項目 8	開示項目 9	−
作成ワーキンググループ委員	安藤　正志（愛知県がんセンター中央病院）	該当なし	該当なし	該当なし	該当なし	該当なし
		該当なし	該当なし	該当なし	該当なし	
	江﨑　泰斗（九州がんセンター）	該当なし	該当なし	該当なし	イーライリリー	該当なし
		MSD，小野薬品工業，第一三共，大日本住友製薬，大鵬薬品工業，イーライリリー，ノバルティスファーマ，ベーリンガーインゲルハイム，メルクセローノ	アステラス製薬，小野薬品工業，エーザイ，コビディエンジャパン，大鵬薬品工業，武田薬品工業，中外製薬，イーライリリー，ファイザー，富士フィルム RI ファーマ，ブリストル・マイヤーズ スクイブ	該当なし	該当なし	−
	加藤　俊介（順天堂大学大学院）	該当なし	該当なし	該当なし	該当なし	該当なし
		該当なし	エーザイ	該当なし	該当なし	−
	草場　仁志（九州大学病院）	該当なし	該当なし	該当なし	該当なし	該当なし
		該当なし	該当なし	該当なし	該当なし	−
	倉田　宝保（関西医科大学附属病院）	該当なし	該当なし	該当なし	アストラゼネカ，MSD，小野薬品工業，中外製薬，イーライリリー，ブリストル・マイヤーズ スクイブ，ベーリンガーインゲルハイム	該当なし
		アステラス製薬，アストラゼネカ，MSD，小野薬品工業，中外製薬，ブリストル・マイヤーズ スクイブ	中外製薬	該当なし	該当なし	−
	高橋　俊二（がん研有明病院）	該当なし	該当なし	該当なし	エーザイ，大鵬薬品工業，ブリストル・マイヤーズ スクイブ	該当なし
		MSD，アストラゼネカ，クインタイルズ，大鵬薬品工業，中外製薬，ノバルティス，バイエル，第一三共，SRD，シミック	該当なし	該当なし	該当なし	−
	津田　均（防衛医科大学校）	該当なし	該当なし	該当なし	該当なし	該当なし
		該当なし	該当なし	該当なし	該当なし	−
	向井　博文（国立がん研究センター東病院）	該当なし	該当なし	該当なし	アストラゼネカ，エーザイ，大鵬薬品工業	該当なし
		アストラゼネカ，MSD，小野薬品工業，グラクソ・スミスクライン，興和，第一三共，イーライリリー，ファイザー	該当なし	該当なし	該当なし	−
	安井　久晃（神戸市立医療センター中央市民病院）	該当なし	該当なし	該当なし	大鵬薬品工業	該当なし
		小野薬品工業，第一三共	該当なし	該当なし	該当なし	−

	氏名（所属）	利益相反開示項目				
		開示項目 1	開示項目 2	開示項目 3	開示項目 4	開示項目 5
		開示項目 6	開示項目 7	開示項目 8	開示項目 9	–
協力委員	佐々木　政興（杏雲堂病院）	該当なし	該当なし	該当なし	該当なし	該当なし
		バイエル薬品	該当なし	該当なし	該当なし	–
	島田　貴信（藤田保健衛生大学）	該当なし	該当なし	該当なし	該当なし	該当なし
		該当なし	該当なし	該当なし	該当なし	–
	長谷川　依子（千葉西総合病院）	該当なし	該当なし	該当なし	該当なし	該当なし
		該当なし	該当なし	該当なし	該当なし	–
	山田　遥子（埼玉県立がんセンター）	該当なし	該当なし	該当なし	該当なし	該当なし
		該当なし	該当なし	該当なし	該当なし	–
外部評価委員	赤羽　宏（銀座法律事務所）	ルートレックネットワークス	該当なし	該当なし	該当なし	該当なし
		該当なし	該当なし	該当なし	該当なし	–
	岡本　勇（九州大学病院）	該当なし	該当なし	該当なし	アストラゼネカ，小野薬品工業，大鵬薬品工業，中外製薬，イーライリリー，ファイザー，ブリストル・マイヤーズ スクイブ，ベーリンガーインゲルハイム	該当なし
		アステラス製薬，アストラゼネカ，MSD，小野薬品工業，シミック・シフトゼロ，大鵬薬品工業，中外製薬，イーライリリー，ベーリンガーインゲルハイム，ブリストル・マイヤーズ スクイブ	小野薬品工業，ベーリンガーインゲルハイム，大鵬薬品工業，中外製薬	該当なし	該当なし	–
	岡本　渉（国立がん研究センター東病院）	該当なし	該当なし	該当なし	該当なし	該当なし
		MSD	該当なし	該当なし	該当なし	–
	片山　英樹（岡山大学病院）	該当なし	該当なし	該当なし	該当なし	該当なし
		該当なし	該当なし	該当なし	該当なし	–
	中西　洋一（九州大学大学院）	該当なし	該当なし	該当なし	アストラゼネカ，MSD，小野薬品工業，中外製薬，イーライリリー，ファイザー，ベーリンガーインゲルハイム	該当なし
		該当なし	旭化成ファーマ，アステラス製薬，小野薬品工業，協和発酵キリン，第一三共，大鵬薬品工業，中外製薬，イーライリリー，ファイザー，ベーリンガーインゲルハイム	該当なし	該当なし	–
	堀田　勝幸（岡山大学病院）	該当なし	該当なし	該当なし	アストラゼネカ，MSD，イーライリリー	該当なし
		アステラス製薬，アストラゼネカ，MSD，小野薬品工業，中外製薬，イーライリリー，ノバルティスファーマ，ブリストル・マイヤーズ スクイブ，ベーリンガーインゲルハイム	該当なし	該当なし	該当なし	–
	矢野　真吾（東京慈恵会医科大学）	該当なし	該当なし	該当なし	該当なし	該当なし
		該当なし	アステラス製薬，小野薬品工業，協和発酵キリン，イーライリリー，ファイザー	該当なし	該当なし	–
	山中　竹春（横浜市立大学）	該当なし	該当なし	該当なし	大鵬薬品工業，武田薬品工業，中外製薬，ベーリンガーインゲルハイム，メルクセローノ	該当なし
		EPS，エア・ウォーター・メディカル，第一三共，武田薬品工業	大鵬薬品工業，武田薬品工業	該当なし	該当なし	–
	吉田　雅博（国際医療福祉大学）	該当なし	該当なし	該当なし	該当なし	該当なし
		該当なし	塩野義製薬	該当なし	該当なし	–

診療ガイドライン策定に関連して，資金を提供した企業
該当なし

2018 年 5 月現在
※ガイドライン発行から過去 3 年分の利益相反関連事項を開示しています．
学会の事業活動に関連して資金提供いただいた企業は，日本臨床腫瘍学会ホームページにて公開しております．
合併に伴う社名変更などもありますが企業等との経済的関係が発生した時期について記載しています．
日本臨床腫瘍学会　利益相反問題管理委員会

薬剤一覧

一般名		略号	商品名
1. 細胞毒性抗がん剤	イホスファミド	IFM	イホマイド
	イリノテカン	CPT-11	トポテシン，カンプト
	エトポシド	ETP，VP-16	ラステット，ベプシド
	エピルビシン	EPI	ファルモルビシン
	オキサリプラチン	L-OHP	エルプラット
	カペシタビン	Cape	ゼローダ
	カルボプラチン	CBDCA	パラプラチン
	ゲムシタビン	GEM	ジェムザール
	シクロホスファミド	CPA	エンドキサン
	シスプラチン	CDDP	ランダ，ブリプラチン，アイエーコール
	ドキソルビシン	DXR，ADM	アドリアシン
	ドセタキセル	DTX	タキソテール
	パクリタキセル	PTX	タキソール
	ビノレルビン	VNR	ナベルビン
	ビンクリスチン	VCR	オンコビン
	ビンブラスチン	VLB	エクザール
	フルオロウラシル	5-FU	5-FU
	ブレオマイシン	BLM	ブレオ
	マイトマイシンC	MMC	マイトマイシン
	ミトキサントロン	MIT	ノバントロン
	メルファラン	L-PAM	アルケラン
2. 分子標的治療薬	エベロリムス	－	アフィニトール
	エルロチニブ	Er	タルセバ
	トラスツズマブ	－	ハーセプチン
	ベバシズマブ	Bev	アバスチン
3. ホルモン治療薬	アナストロゾール	ANA	アリミデックス
	エキセメスタン	EXE	アロマシン
	エストラムスチン	EP	エストラサイト
	オクトレオチド	－	サンドスタチン
	ゴセレリン	－	ゾラデックス
	タモキシフェン	TAM	ノルバデックス
	デガレリクス	－	ゴナックス
	ビカルタミド	－	カソデックス
	フルタミド	－	オダイン
	リュープロレリン	－	リュープリン
	レトロゾール	LET	フェマーラ
4. 骨・カルシウム代謝薬	ゾレドロン酸	－	ゾメタ，リクラスト
	デノスマブ	－	ランマーク
	パミドロン酸	－	パミドロン酸二Na
5. 特異的解毒薬	ホリナートカルシウム	LV	ロイコボリン
6. 副腎皮質ステロイド	プレドニゾロン	PSL	プレドニゾロン，プレドニン

略語一覧

α-SMA	α-smooth muscle actin	平滑筋αアクチン
ADT	androgen deprivation therapy	アンドロゲン除去療法
AFP	α-fetoprotein	α-胎児性タンパク
ALK	anaplastic lymphoma kinase	未分化リンパ腫キナーゼ
β-hCG	β-human chronic gonadotropin	β-ヒト絨毛性性腺刺激ホルモン
BCL2	B-cell lymphoma 2	
BMA	bone modifying agents	骨修飾薬（骨モジュレーター）
BSC	best supportive care	ベストサポーティブケア
CA125	carbohydrate antigen 125	
CAB	combined androgen blockade	複合アンドロゲン遮断療法
CCND1	cyclin D1	
CEA	carcinoembryonic antigen	がん胎児性抗原
CK	cytokeratin	サイトケラチン
CNPC	castrate naive prostate cancer	去勢感受性前立腺がん
CRPC	castrate resistant prostate cancer	去勢抵抗性前立腺がん
CRT	concurrent chemoradiotherapy	同時併用化学放射線療法
CT	computed tomography	
EBER	Epstein-Barr early ribonucleoprotein	
EBV	Epstein-Barr virus	
ECE	extracapsular extension	リンパ節節外浸潤
EGCT	extragonadal germ cell tumor	性腺外胚細胞腫瘍
EGFR	epidermal growth factor receptor	上皮成長因子受容体
ENETS	European neuroendocrine tumor society	
ESMO	European Society for Medical Oncology	
EUS	endoscopic ultrasound	超音波内視鏡
FDG	fluorodeoxyglucose	フルオロデオキシグルコース
FISH	fluorescence *in situ* hybridization	蛍光 *in situ* ハイブリダイゼーション
GCDFP-15	gross cystic disease fluid protein 15	
GCT	germ cell tumor	胚細胞腫瘍
GIST	gastrointestinal stromal tumor	消化管間質腫瘍
HER2	human epidermal growth factor receptor 2	
HPV	human papilloma virus	ヒトパピローマウイルス
IHC	immunohistochemistry	免疫組織化学
LA-SCCHN	locally advanced squamous cell carcinoma of the head and neck	局所進行頭頸部扁平上皮がん
LCA	leukocyte common antigen	白血球共通抗原
LDH	lactate dehydrogenase	乳酸脱水素酵素
MALT	mucosa-associated lymphoid tissue	
MRI	magnetic resonance imaging	
NAC	neoadjuvant chemotherapy	術前化学療法
NCCN	National Comprehensive Cancer Network	米国包括的がんネットワーク
ND	neck dissection	頸部郭清術
NET	neuroendocrine tumor	神経内分泌腫瘍
NMC	NUT midline carcinoma	
PCR	polymerase chain reaction	ポリメラーゼ連鎖反応
PDNEC	poorly differentiated neuroendocrine carcinoma	低分化神経内分泌がん
PET	positron emission tomography	
PFS	progression free survival	無増悪生存期間
PgR	progesterone receptor	プロゲステロン受容体
PNET	pancreatic neuroendocrine tumor	膵神経内分泌腫瘍
PS	performance status	
PSA	prostate-specific antigen	前立腺特異抗原
RCT	randomized controlled trial	ランダム化比較試験
RT	radiotherapy	放射線療法
SCCUP-CLN	squamous cell carcinoma metastatic to cervical lymph node from unknown primary	原発不明扁平上皮がん頸部リンパ節転移
SCCUP-ILN	squamous cell carcinoma of unknown primary of inguinal lymph node metastasis	原発不明扁平上皮がん鼠径リンパ節転移
SRE	skeletal related events	骨関連イベント
SSTR	somatostatin receptor	ソマトスタチン受容体
Tg	thyroglobulin	サイログロブリン
TORS	transoral robotic surgery	経口的ロボット手術
TTF-1	thyroid transcription factor-1	
TTfSRE	time to first SRE	初回骨関連イベント発生期間
TTP	time to tumor progression	無増悪期間
UICC	Union for International Cancer Control	
WDNET	well differentiated neuroendocrine tumor	高分化神経内分泌腫瘍

目　次

総論

Clinical Question

原発巣検索・同定

予後良好群と予後不良群

予後良好群の治療

予後不良群の治療

その他

総論

原発不明がん—総論—

国立がん研究センター東病院 乳腺・腫瘍内科　向井博文

疾患の定義と特徴

原発不明がんとは，十分な検索にもかかわらず原発巣が不明で組織学的に転移巣と判明している悪性腫瘍のことである[1]．頻度は報告によりまちまちであるが，おおむね1〜5%とされている[2,3]．原発巣が確定できない悪性腫瘍が本カテゴリーに分類されるため，種々の腫瘍が混在した不均一な疾患グループより構成されており，様々な臨床形態をとる．診断技術の向上に従い発生頻度が変わりうることは留意すべき点である．さらに治療の対象に予後良好群に近い患者を多く含んでいると必然的に効果は見かけ上高く出る．文献を読む際，いつの時代の報告であるかは留意する必要がある．病理解剖により判明する原発巣で頻度が高い部位は，膵臓，胆道，肺，であるが，一方で病理解剖後も原発巣がなお不明な患者が20〜50%存在する[4〜8]．診断時に半数以上は複数臓器への転移を有している[9]．本疾患は一般的に予後不良であり，生存期間の中央値は6〜9ヵ月とされるが[10]，一部治癒しうる患者群や予後良好な患者群が存在するので注意を要する（☞ CQ 9）．具体的には，女性で腋窩リンパ節転移（腺がん）のみ有する場合（☞ CQ 10），女性で腹膜転移（漿液性腺がん）のみ有しCA125の上昇している場合（☞ CQ 11），男性で造骨性骨転移のみ有する腺がんでPSAの上昇している場合（☞ CQ 12），原発不明がんで扁平上皮がんの頸部リンパ節転移のみ有する患者（☞ CQ 13），原発不明がんで扁平上皮がんの鼠径リンパ節転移のみ有する患者（☞ CQ 14），原発不明がんで組織型が神経内分泌腫瘍である場合（☞ CQ 15），50歳未満の男性で正中線上に病変（低・未分化がん）が分布する場合（☞ CQ 16），である．

最近の報告で，原発不明がんと診断されるがんの割合は次第に減少しつつあることが明らかにされている[11]．しかし，生存期間の改善は組織型が腺がんの場合を除いてほとんど認められていない．

診断・治療の原則

①治癒可能な患者群，予後良好な患者群を見落とさない
②たとえ原発巣がなくても，臨床的にあるがん種からの転移を強く疑えば，そのがん種に基づく治療を行う
③過剰な検査により治療開始を遅らせない

の3点が基本となる．

臨床像，ならびに病理学的評価から治癒可能な患者群，予後良好な患者群は原発不明がん全

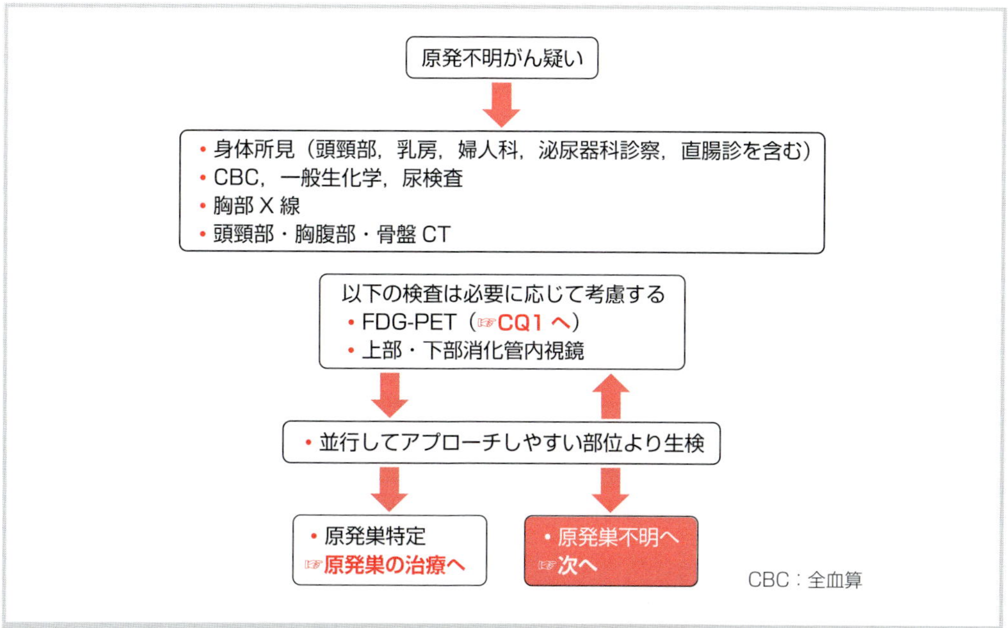

図1　初期に行うべき検査

体の15～20%を占める．これらの患者群を確実に抽出することが極めて重要である．

診断に際して，まずは詳細な病歴聴取に加え，全身の身体所見が重要であるが，頭頸部，乳房，泌尿器領域，婦人科領域の診察，直腸診を怠らない．一般的な血液・生化学検査，胸部X線撮影，全身CTを全例に対して行うが，それ以外の検査は臨床所見に加え，病理結果に基づいて原発巣を予想しながら順番に実施していく（図1）（☞CQ 1～6）．上部消化管内視鏡は日本ではアクセスが容易である利点があるものの本疾患診断のルーチンの検査ではなく，あくまで症状，臨床検査値などから，消化管原発が疑われる場合に行う検査と認識する．本疾患の診断にPETやPET/CTが行われる場合が多いが，これらもルーチンで行われるべきものではない．対象の選別に加え検査の特徴と限界をよく認識したうえで行う必要がある（☞CQ 1）．

本疾患の診断において病理学的な検索，評価は欠くべからざる方法である（☞CQ 3, 4）．評価できるに足る十分な組織検体が得られていない場合は再生検の実施も躊躇すべきではない．まずは光学顕微鏡での評価がなされ以下に区分されるのが一般的である（図2）[12,13]．

1. 高，中分化腺がん（60%）
2. 低分化腺がん，未分化がん（30%）
3. 扁平上皮がん（5%）
4. 神経内分泌腫瘍（5%以下）
5. 低分化悪性新生物（5%以下）

光学顕微鏡での評価ののち，続いて免疫組織化学的検索を行う（☞CQ 5）．特にこの検索は低分化がんあるいは未分化がんに分類された場合の原発巣検索に有用とされている[1]．免疫組織化学的検索を全例に機械的に実施することは推奨されず，その実施に際しては腫瘍内科医と病理医が連携して個別に判断する必要がある．それ以外の方法としては，電子顕微鏡による観察や

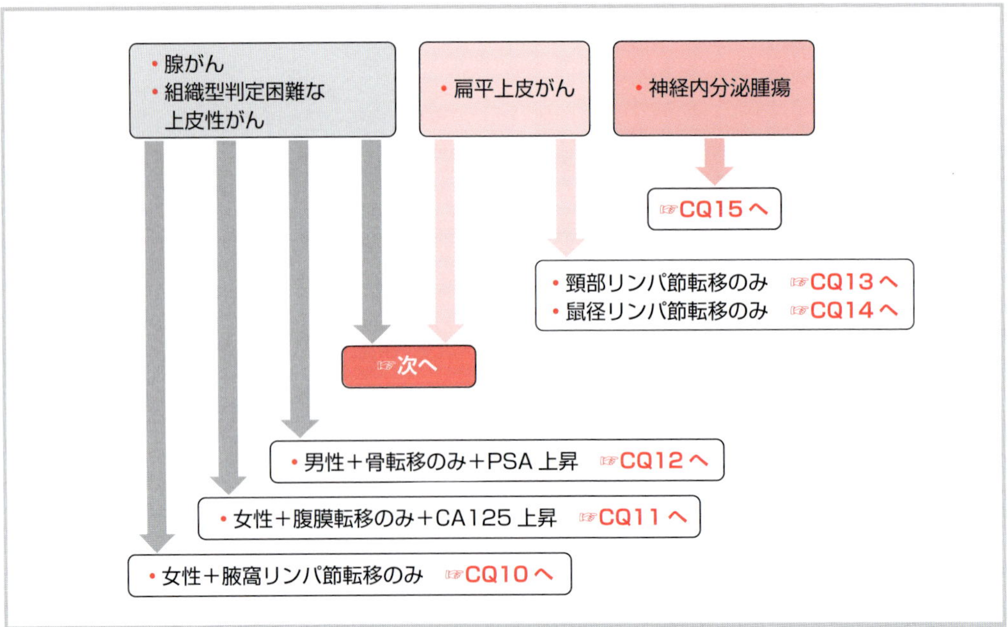

図 2　原発巣不明であったら（生検結果の組織型により区分）

染色体，遺伝子検査が有用な場合がある（☞ CQ 6）．以上の手法は近年精度が向上して原発が同定される割合が増加してきていることから早期に専門施設と相談することが勧められる．

ここ数年の進歩として，ゲノム情報や遺伝子発現プロファイルを用いた原発巣検索手法が進んできており，すでに欧米では商業ベースで使用可能になっている．原発巣の同定が可能かどうかについては一定のデータが出てきている一方で，この手法による原発巣の同定が患者予後改善に本当につながるかどうかについてはまだ評価が定まっていない．実臨床で有用であるかどうかの判断は今後のデータを待ちたい（☞ CQ 8）．

原発巣探しのためにどの程度まで徹底した検査をすべきか，どの程度までの時間と費用が許容されるか，については簡単に結論が出せないが長くても 1 ヵ月以内に行うのが望ましいと思われる（☞ CQ 7）．

治療

前述のように，**たとえ原発巣が認められなくても，臨床的にあるがん種からの転移を強く疑えば，そのがん種に基づく治療を行う**．これを支持する前向きの臨床試験はないが，エキスパートの意見として海外のガイドラインでも支持されている．

予後良好なグループにはそれぞれに決められた治療を実施する（図 3〜6）（☞ CQ 10〜16）．それ以外のグループには，プラチナ製剤を含む化学療法が実施されることが多い[14~23]（図 7）（☞ CQ 17-1）．3 剤併用レジメンや[24, 25]，分子標的治療薬の使用など[26]，様々な工夫もなされている．しかし，あくまで治療効果は限定的であり，標準治療といえるほどのものは存在しない．

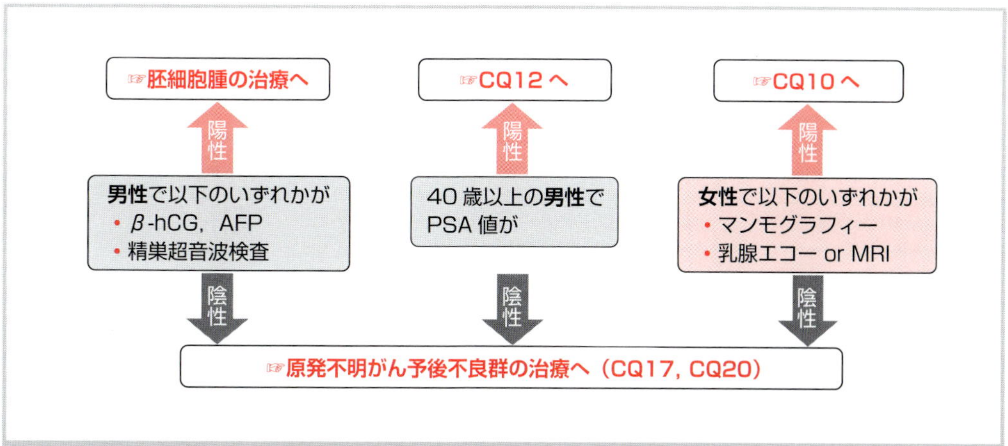

図3　縦隔・肺に主たる病変あり

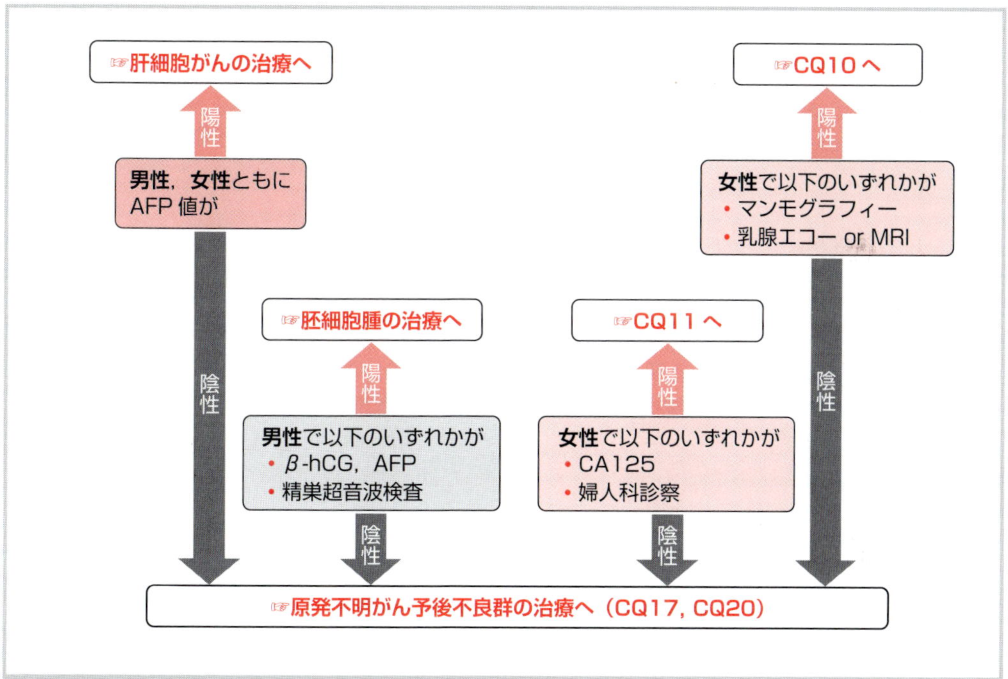

図4　肝に主たる病変あり

また，症状がない場合は無治療で経過観察するという選択肢もありうる．

原発不明がんの予後因子として，PS（performance status）とLDHが知られている．PSが1以下，かつLDHが正常であれば生存期間中央値は約1年とされる一方で，PSが2以上，またはLDHが高値の場合のそれは4ヵ月程度とされる[27]．化学療法の実施に際しては，予後を予測したうえでの慎重な判断が求められる（☞CQ 20）．

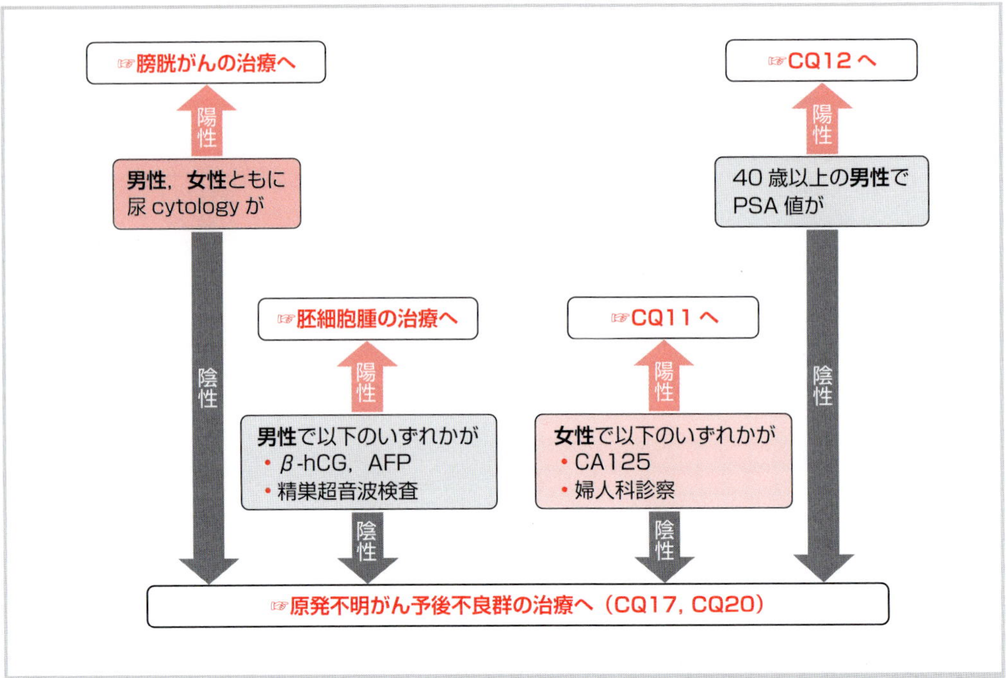

図 5　腹膜・後腹膜に主たる病変あり

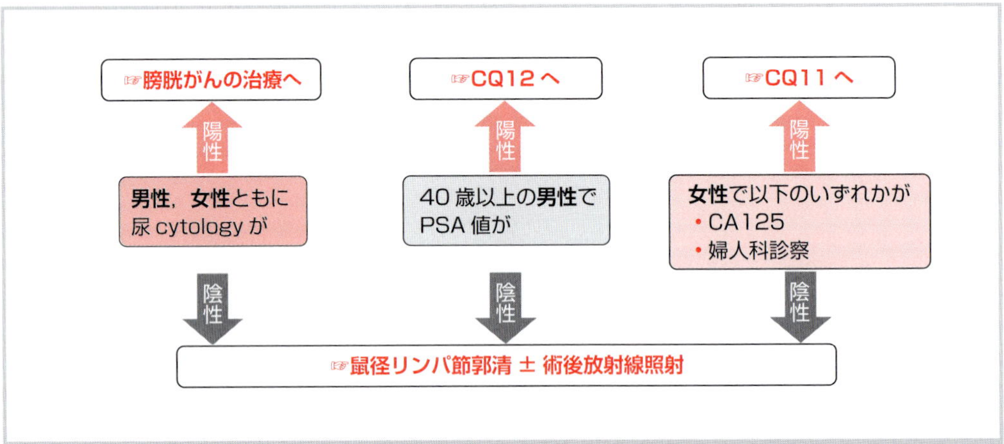

図 6　鼠径部に主たる病変あり

放射線療法は，骨転移巣，胚細胞腫以外の組織からなる後腹膜の腫瘤，扁平上皮がんの鎖骨上リンパ節転移などに対して実施を考慮する．切除不能な限局した肝転移（腺がんあるいは神経内分泌腫瘍）の場合は，肝動注や塞栓療法，ラジオ波熱凝固療法，経皮的エタノール注入療法を考慮してもよいかもしれない[1]．

その他，特殊なケースとして，原発不明がんでホルモン受容体を発現している場合や，HER2

- 全身化学療法（PS 0〜2）　☞CQ17へ
- 臨床試験　☞CQ8へ
- ベストサポーティブケア　☞CQ20へ

図 7　原発不明がん（予後不良群）の診断後

タンパクを過剰発現している場合の治療法（☞ CQ 18），骨転移のみの患者に対する bone modifying agents（BMA）の有用性（☞ CQ 19），原発巣の再検索の意義（☞ CQ 21），は検討に値するため項を設けた．

経過観察，あるいは治療後の follow-up

無治療で経過観察した場合，最初の 1 年半は 2〜3 ヵ月ごとの身体所見，続く 1 年半は 3〜4 ヵ月ごとの身体所見のみでよい[1]．新たな検査は症状が出現した場合に症状出現部位に応じて行う．経過観察中，あるいは治療中において，原発が不明であるのはそれ自体が患者にとって大きなストレスであるため，心理的サポートを十分考慮する．一通りの治療後に腫瘍が再燃した場合は基本的にはベストサポーティブケアへの移行が推奨されるが，PS がよい場合には新規薬剤の臨床試験への参加も考慮される．

引用文献

1) NCCN Clinical Practice Guidelines in Oncology. Occult primary (Cancer of unknown primary). Version 2. 2016　http://www.nccn.org/professionals/physician_gls/PDF/occult.pdf（最終アクセス 2018 年 5 月 1 日）
2) Calum Muir MB. Cancer of unknown primary site. Cancer 1995; **75**: 353-356
3) Abbruzzese JL, Abbruzzese MC, Hess KR, et al. Unknown primary carcinoma: natural history and prognostic factors in 657 consecutive patients. J Clin Cncol 1994; **12**: 1272-1280
4) Nystrom JS, Weiner JM, Heffelfinger-Juttner J, et al. Merastatic and histologic presentations in unknown primary cancer. Semin Oncol 1977; **4**: 53
5) Mayordomo JI, Guerra JM, Guijarro C, et al. Neoplasms of unknown primary site: a clinicopathological study of autopsied patients. Tumori 1993; **79**: 321
6) Hillen HFP. Unknown primary tumours. Postgrad Med J 2000; **76**: 690-693
7) Bugat R, Bataillard A, Lesimple T, et al. Summary of the Standards, Options and Recommendations for the management of patients with carcinoma of unknown primary site (2002). Br J Cancer 2003; **89** (Suppl 1); S59-S66
8) Blaszyk H, Hartmann A, Bjomsson J. Cancer of unknown primary: clinicopathologic correlations. APMIS 2003; **111**: 1089-1094
9) Hainsworth JD, Greco FA. Treatment of patients with cancer of an unknown primary site. N Engl J Med 1993; **329**: 257-263
10) Pavlidis N, Briasoulis E, Hainsworth J, et al. Diagnostic and therapeutic management of cancer of an unknown primary. Eur J Cancer 2003; **39**: 1990-2005

11) Urban D, Rao A, Bressel M, et al. Cancer of unknown primary: a population-based analysis of temporal change and socioeconomic disparities. Br J Cancer 2013; **109**: 1318-1324
12) Hainsworth JD, Johnson DH, Greco FA. Poorly differentiated neuroendocrine carcinoma of unknown primary site: a newly recognized clinicopathologic entity. Ann Intern Med 1988; **109**: 364-371
13) Valentine J, Rosenthal S, Arseneau JC. Combination chemotherapy for adenocarcinoma of unknown primary origin. Cancer Clin Trials 1979; **2**: 265-268
14) Woods RL, Fox RM, Tattersall MHN, et al. Metastatic adenocarcinomas of unknown primary: a randomized study of two combination-chemotherapy regimens. N Engl J Med 1980; **303**: 87-89
15) Schildt RA, Kennedy PS, Chen TT, et al. Management of patients with metastatic adenocarcinoma of unknown origin: a Southwest Oncology Group study. Cancer Treat Rep 1983; **67**: 77-79
16) Goldberg RM, Smith FP, Ueno W, et al. 5-Fluorouracil, adriamycin, and mitomycin in the treatment of adenocarcinoma of unknown primary. J Clin Oncol 1986; **4**: 395-399
17) Pasterz R, Savaraj N, Burgess M. Prognostic factors in metastatic carcinoma of unknown primary. J Clin Oncol 1986; **4**: 1652-1657
18) Eagan RT, Therneau TM, Rubin J, et al. Lack of value for cisplatin added to mitomycin-doxorubicin combination chemotherapy for carcinoma of unknown primary site: a randomized trial. Am J Clin Oncol 1987; **10**: 82-85
19) Milliken ST, Tattersall MHN, Woods RL, et al. Metastatic adenocarcinoma of unknown primary site: a randomized study of two combination chemotherapy regimens. Eur J Cancer 1987; **23**: 1645-1648
20) Van der Gaast A, Verweij J, Planting AST, et al. 5-Fluorouracil, doxorubicin and mitomycin C (FAM) combination chemotherapy for metastatic adenocarcinoma of unknown primary. Eur J Cancer 1988; **24**: 765-768
21) Alberts AS, Falkson G, Falkson HC, et al. Treatment and prognosis of metastatic carcinoma of unknown primary: analysis of 100 patients. Med Pediatr Oncol 1989; **17**: 188-192
22) Bécouarn Y, Brunet R, Barbé-Gaston C. Fluorouracil, doxorubicin, cisplatin and altretamine in the treatment of metastatic carcinoma of unknown primary. Eur J Cancer 1989; **25**: 861-865
23) Schneider BJ, El-Rayes B, Muler JH, et al. Phase II trial of carboplatin, gemcitabine, and capecitabine in patients with carcinoma of unknown primary. site. Cancer 2007; **110**: 770-775
24) Greco FA, Burris HA 3rd, Litchy S, et al. Gemcitabine, Carboplatin, and paclitaxel for patients with carcinoma of unknown primary site: a Minnie Pearl Cancer Research Network study. J Clin Oncol 2002; **20**: 1651-1666
25) Hainsworth JD, Spigel DR, Farley C, et al. Phase II trial of bevacizumab and erlotinib in carcinomas of unknown primary site: the Minnie Pearl Cancer Research Network. J Clin Oncol 2007; **25**: 1747-1752
26) Gerco FA, Burris III HA, Spigel DR, et al. Paclitaxel/carboplatin (PC) plus bevacizumab/erlotinib as first-line treatment for patients (pts) with carcinoma of unknown primary (CUP) site. J Clin Oncol 2008; **26**: Abstract4607
27) Chen KW, Liu CJ, Lu HJ, et al. Evaluation of prognostic factors and the role of chemotherapy in unfavorable carcinoma of unknown primary site: a 10-year cohort study. BMC Res Notes 2012; **5**: 70

前版からの変更点一覧

●CQ 1（旧 CQ 1）：CQ 文を「放射線画像診断の優先順位は？」から「FDG-PET，PET/CT は有用か？」に変更した．PET/CT の報告が蓄積したので記載した．

●CQ 2（旧 CQ 3）：腹腔内の高異型度漿液性がんの場合には卵巣・卵管・腹膜の一連の病変として扱われることになり，その箇所の記載を変更した．

●CQ 3（旧 CQ 4）：前版で記載されていた電子顕微鏡の項目については原発不明がんの原発巣同定にはほとんど用いられることがないため削除した．

●CQ 4（旧 CQ 5）：変更点なし

●CQ 5（旧 CQ 6）：免疫組織染色については近年，起源細胞の系譜に特異性が高い分子マーカーが多数見つかり，日常診療に応用されている．これらの分子マーカーの記載につき文献を含め，前版に一部変更を加えた．

●CQ 6（旧 CQ 7）：エビデンスの蓄積により，2017 年 UICC 新分類（第 8 版）では，原発不明頭頸部がんで HPV 陽性あるいは p16 免疫染色陽性の場合は HPV 関連中咽頭がんとして，また，EBV が検出された場合は上咽頭がんとして分類されることとなり，p16 免疫染色，EBER-ISH は必須の検査となった．そのため「原発不明がん頸部転移巣において，Epstein-Barr ウイルス（EBV）とヒトパピローマウイルス（HPV）の検査を行うことを強く推奨する」という推奨内容に変更した．

肺がんにおいて遺伝子変異に基づいた分子標的治療薬による治療が標準治療と位置づけられるようになったため，「臨床的に肺がんが示唆される原発不明がんでは，EGFR，ALK，ROS1 などの遺伝子変異に基づいた治療を行うことを考慮することを弱く推奨す．」という推奨内容を新たに加えた．

●CQ 7（旧 CQ 8）：いたずらに原発巣の検索を続けることは，転移巣を有するがん患者の治療の機会を逸する可能性があるので，「1～2 週間の初期評価で原発巣が同定できない場合は，早期にがん専門施設へ紹介することを推奨する」という一文を推奨文に加えた．

●CQ 8（旧 CQ 9）：前版 CQ 9 から，「遺伝子発現プロファイルに沿った治療は有用か？」に CQ を変更した．推定された原発巣に基づく治療成績のデータを記載した．

●CQ 9（旧 CQ 10）：推奨文の update はないが，表 1 を「予後良好群の治療」の CQ 順に入れ替えた．大腸がんプロファイルの症例への対応を解説文に加えた．

●CQ 10（旧 CQ 11）：乳腺局所療法（手術療法または放射線療法）について比較検討を加えた．

●CQ 11（旧 CQ 12）：腹膜がんを含めた卵巣がんに対する手術および薬物療法のエビデンスが蓄積されたことから，以下を新たに推奨文に加えた．

・最大限の腫瘍減量術（debulking surgery）を推奨する．

・TC 療法あるいは dose-dense TC 療法を推奨する．ベバシズマブの併用も考慮される

●CQ 12（旧 CQ 13）：

○内分泌療法を，「精巣摘出術または LH-RH アゴニスト/アンタゴニスト」とより具体的に示した．

○骨転移巣に対する緩和的放射線療法を追加した．

○ドセタキセル（±プレドニゾロン）による化学療法を追加した．

●CQ 13（旧 CQ 14）：リンパ節節外浸潤（ECE）陽性例に対する治療として，手術＋術後化学放射線療法（CRT）を追加した．

●CQ 14（旧 CQ 15）：治療として，根治的化学放射線療法（CRT）を追加した．

●CQ 15（旧 CQ 16）：

○進行期 NET G1～2 に対する治療として，ランレオチドを追加した．

○進行期 NET G1～2 で肺または消化管原発と強く疑われる症例に対する治療として，エベロリムスを追加した．

○NEC G3 に対する治療を，「プラチナ製剤を含む化学療法」とより具体的に示した．

●CQ 16：新設

●CQ 17-1：

○推奨を，「一次治療としてプラチナ製剤とタキサン製剤の併用療法を行う［グレード C1］」から「一次化学療法としてプラチナ製剤を含む併用療法を行うことを推奨する［推奨度：弱］」に変更した．

○表「2000 年以降に報告された原発不明がん予後不良例の一次治療レジメンの成績」を追加した．

○2010 年以降に報告された，システマティックレビューおよびメタアナリシス論文 2 件を解説で取り上げた．

●CQ 17-2（旧 CQ 17-3）：2010 年以降の報告を踏まえ，「一次化学療法で効果を認めた症例においては，二次化学療法にも奏効する可能性があり，治療を検討してもよいと考えられる」という内容を追記した．

●CQ 17-3：新設

●CQ 18：

○CQ を細分化し,『エストロゲン受容体 and/or プロゲステロン受容体発現例』,『アンドロゲン受容体発現例』,『HER2 タンパク陽性 or HER2 増幅のある例』としてそれぞれ検証した.

○ホルモン受容体の免疫組織学的染色の記載は CQ 5 を参照として割愛した.

○胃がん診療におけるトラスツズマブ承認を受け，解説文に反映した.

●CQ 19：デノスマブの報告が蓄積したので「bone modifying agents（BMA）は有用か？」に変更した.

●CQ 20：

○緩和ケアからベストサポーティブケアへ用語を変更した.

○原発不明がんの予後予測因子についてデータの追加を行った.

○アドバンス・ケア・プランニングについても追加記載した.

●CQ 21：新設

Clinical Question

CQ 1

FDG-PET，PET/CT は原発不明がんの診断に有用か？

推奨

● **FDG-PET，PET/CT は頭頸部原発不明がん，あるいは単一転移病変と考えられた症例では有用である．それ以外では CT などで原発が検出できないときに有用である．**

【推奨度：弱，エビデンスレベル：C】

背景・目的

原発不明がんが疑われる際には詳しい病歴，身体所見，一般臨床検査，詳細な病理的検索，胸部単純 X 線，全身 CT が一般に推奨されている．PET，PET/CT の有効性についての論文を検討した．

解説

原発不明がんが疑われた際の画像診断についての確立したエビデンスはない．Abbruzzese ら[1]は原発不明がんが疑われた 879 例に対して病理検索，通常検査に加えて腹部–骨盤の CT，女性ではマンモグラフィー，必要時は喀痰細胞診や胸部 CT を行うことによって原発巣検索を行った．20％で原発巣が特定され，特定された場合の生存期間は 15 ヵ月，特定されない場合は 11 ヵ月と有意に延長していた．CT 検査は治療可能な原発巣発見に有意ではなかったが，原発巣が特定された症例での検出率は 64％であった．CT による転移病変の検出，また現在では治療可能な症例が増加していることを考えると全身 CT は第一選択として推奨され，NCCN，ESMO のガイドラインでも推奨されている．

PET あるいは PET/CT の意義について，多数の検討論文があるが多くは後方視解析であり，エビデンスが確立しているとはいえない．Seve ら[2]は原発不明がんが疑われた症例に対する FDG-PET の原発検索の有効性に関する 10 論文，221 例のレビューを行い，標準的手法で検出されなかった症例の 41％で原発が検出されたと報告している．しかし，対象症例，診断法は不均一であり，CT も実施・未実施の両方が含まれている．

PET/CT についても報告は増加し，Burglin ら[3]は原発不明がんが疑われた症例に対する FDG-PET/CT の原発検索の有効性に関する 20 論文，1,942 例のレビューを行った．各試験の症例数と原発検出率の中央値（範囲）は72例（21～316），36.3%（9.8～75.3%）であった．約2/3が後方視解析であり，対象症例，診断法はやはり不均一であった．

PET，PET/CTが特に有効な状況として頸部リンパ節の原発不明がん，および単独転移の原発不明がんがあげられる．Rusthovenら[4]は頸部原発不明がんに対するPETの有効性を検討した16論文，302例のレビューを行い，他の手段で原発が検出できなかった症例の24.5%で原発が明らかになったと報告している．また，Rohら[5]は頸部原発不明がん44例の前向き試験でPET/CTとCTの診断率を比較し，原発の検出率はPET/CTが有意に高かったと報告している．Kellerら[6]は前向き試験により頸部原発不明がん77例に対するPETあるいはPET/CTを行い，原発の検出率は30.8% vs. 55.2%と報告している．

Radesら[7]は単一転移病変と考えられた原発不明がん42症例に対してFDG-PETを行い，43%で原発巣が，38%で播種が明らかになり，69%でPETにて治療方針が変更されたと報告している．

また，PET/MRIの検討も行われており，Sekineら[8]は43例に対するPET/CTとPET/MRIの比較で，感度は同等だが特異度はMRIが優れていたと報告している．しかし，エビデンスは不十分で，また日本ではPET/MRIは普及していない．

引用文献

1) Abbruzzese JL, Abbruzzese MC, Lenzi R, et al. Analysis of a diagnostic strategy for patients with suspected tumors of unknown origin. J Clin Oncol 1995; **13**: 2094-2103
2) Seve P, Billotey C, Broussolle C, et al. The role of 2-deoxy-2-[F-18]fluoro-D-glucose positron emission tomography in disseminated carcinoma of unknown primary site. Cancer 2007; **109**: 292-299
3) Burglin SA, Hess S, Hoilund-Carlsen PF, et al. 18F-FDG PET/CT for detection of the primary tumor in adults with extracervical metastases from cancer of unknown primary: a systematic review and meta-analysis. Medicine (Baltimore) 2017; **96**: e6713
4) Rusthoven KE, Koshy M, Paulino AC. The role of fluorodeoxyglucose positron emission tomography in cervical lymph node metastases from an unknown primary tumor. Cancer 2004; **101**: 2641-2649
5) Roh JL, Kim JS, Lee JH, et al. Utility of combined (18)F-fluorodeoxyglucose-positron emission tomography and computed tomography in patients with cervical metastases from unknown primary tumors. Oral Oncol 2009; **45**: 218-224
6) Keller F, Psychogios G, Linke R, et al. Carcinoma of unknown primary in the head and neck: comparison between positron emission tomography (PET) and PET/CT. Head Neck 2011; **33**: 1569-1575
7) Rades D, Kuhnel G, Wildfang I, et al. Localised disease in cancer of unknown primary (CUP): the value of positron emission tomography (PET) for individual therapeutic management. Ann Oncol 2001; **12**: 1605-1609
8) Sekine T, Barbosa FG, Sah BR, et al. PET/MR Outperforms PET/CT in Suspected Occult Tumors. Clin Nucl Med 2017; **42**: e88-e95

CQ 2

原発不明がんの原発巣検索に腫瘍マーカーの測定は有用か？

推奨

- **腫瘍マーカーの測定は一部のがん（胚細胞腫瘍，甲状腺がん，前立腺がん，卵巣がん・卵管がん・腹膜がん）では有用である．**
  【推奨度：強，エビデンスレベル：C】
- **上記以外の原発巣検索に腫瘍マーカーの測定は有用ではない．**
  【推奨度：弱，投票一致率：89%，エビデンスレベル：C】

背景・目的

日常臨床において原発不明がんの原発巣検索を目的として，数多くの腫瘍マーカーを測定していることが多い．腫瘍マーカーの上昇が原発巣検索の助けとなるか否かの科学的根拠について調べた．

解説

腫瘍マーカーの測定と原発巣の検索に関連した研究において，ランダム化比較試験の報告はなく，対照のない観察研究や症例集積研究が存在する．

MD Anderson Cancer Center の報告によれば後に原発巣が特定された CEA＞10 ng/mL の原発不明がん患者 41 例の各原発巣は様々であり，CEA 測定は原発巣特定の助けにはならないと結論づけている[1]．多くのレビューやガイドラインでは，原発不明がんの原発巣検索に CEA，CA19-9，CA15-3，CA125 などの腫瘍マーカーの測定を推奨していない[1~5]．

その一方で原発不明がんの予後良好群の選別と除外を目的とした特定の腫瘍マーカーについては測定の意義を認めている[1~5]．具体例として，まず性腺外発生胚細胞腫瘍の AFP，β-hCG がある．その根拠は，非セミノーマ胚細胞腫瘍では AFP＞40 ng/mL に上昇する患者は 75% であること[6]，β-hCG は非セミノーマ胚細胞腫瘍で 55%，転移性セミノーマ胚細胞腫瘍でも 40% の上昇を認めること[7,8] があげられる．治癒の可能性がある胚細胞腫瘍を見逃さないため，AFP，β-hCG の測定は意義がある．

Panza らはサイログロブリン（Tg）の上昇が甲状腺がんの診断につながるか否かを報告してい

る．甲状腺に結節を認め，かつ他の臓器に転移病巣を有するが，臨床的および画像所見上は原発巣が不明の 38 例に甲状腺摘出術を行った．病理結果にて甲状腺がんが証明された患者は 16 例であり，この患者群の Tg 値は甲状腺がんが認められなかった 22 例の Tg 値と比較して高い傾向を認めた．よって甲状腺がんの除外を目的とした Tg 値の測定は有用であろうと結論づけている[9]．

また，内分泌療法の奏効により生存期間の延長が期待できる前立腺がんは原発不明がん予後良好群のひとつであり見落としてはならない．骨転移を有する中高年男性の腺がんでは前立腺がんの除外のために PSA の測定が推奨されている．その根拠は，StageⅣ前立腺がん患者の 96〜100％に PSA 上昇が認められることである[10,11]．

女性で腹膜病変（腺がん）を有する原発不明がんでは，卵巣がん，卵管がん・腹膜がんを念頭に置き CA125 の測定を行う必要がある[12]．

以上より，**胚細胞腫瘍，甲状腺がん，前立腺がん，卵巣・卵管・腹膜がんという限られたがん種の検索には腫瘍マーカーの測定は有用と考えられるが，それ以外のがん種の原発巣の検索に有用ではなく，一般診療において多数の腫瘍マーカー測定を繰り返すことは推奨されない**．なお腫瘍マーカー上昇を認める患者において，治療効果判定の目的での腫瘍マーカー測定は意義があると思われる．

引用文献

1) Varadhachary GR, Abbruzzese JL, Lenzi R. Diagnostic strategies for unknown primary cancer. Cancer 2004; **100**: 1776-1785
2) Pavlidis N, Briasoulis E, Hainsworth J, Greco FA. Diagnostic and therapeutic management of cancer of an unknown primary. Eur J Cancer 2003; **39**: 1990-2005
3) NCCN Clinical Practice Guidelines in Oncology. Occult primary (Cancer of unknown primary). Version 2. 2016 http://www.nccn.org/professionals/physician_gls/PDF/occult.pdf（最終アクセス 2018 年 5 月 1 日）
4) Varadhachary GR, Raber MN. Cancer of unknown primary site. N Engl J Med 2014; **371**: 757-765
5) Fizazi K, Greco FA, Pavlidis N, et al. Cancers of unknown primary site: ESMO clinical practice guidelines for diagnosis, treatment and follow-up. Ann Oncol 2015; **26** (Suppl 5): v133-v138
6) Waldmann TA, McIntire KR. The use of a radioimmunoassay for alpha-fetoprotein in the diagnosis of malignancy. Cancer 1974; **34** (4 Suppl): 1510-1515
7) Vaitukaitis JL, Ross GT, Br aunstein GD, Rayford PL. Gonadotropins and their subunits: basic and clinical studies. Recent Prog Horm Res 1976; **32**: 289-331
8) Ball D, Barrett A, Peckham MJ. The management of metastatic seminoma testis. Cancer 1982; **50**: 2289-2294
9) Panza N, Lombardi G, De Rosa M, et al. High serum thyroglobulin levels. Diagnostic indicators in patients with metastases from unknown primary sites. Cancer 1987; **60**: 2233-2236
10) Ercole CJ, Lange PH, Mathisen M, et al. Prostatic specific antigen and prostatic acid phosphatase in the monitoring and staging of patients with prostatic cancer. J Urol 1987; **138**: 1181-1184
11) Stamey TA, Yang N, Hay AR, et al. Prostate-specific antigen as a serum marker for adenocarcinoma of the prostate. N Engl J Med 1987; **317**: 909-916
12) 日本婦人科腫瘍学会（編）．卵巣がん治療ガイドライン 2015 年版，金原出版，東京，2015 https://jsgo.or.jp/guideline/ransou2015.html（最終アクセス 2018 年 5 月 1 日）

CQ 3

原発不明がんの原発巣同定に病理学的検索は有用か？

推奨

- **病理学的検索は原発不明がんの原発巣同定に有用である．**

【推奨度：強，エビデンスレベル：B】

背景・目的

腫瘍の診療において，**生検組織の病理学的検索は，良・悪性の判定，組織型の決定，悪性度の判定，治療反応性の推定，治療効果の判定などに極めて有用な情報を提供する手段である**．ここでは，原発不明がんの診療における病理学的検索の重要性，特に原発巣同定に果たす役割を明らかにする．

解説

病理学的検索は，画像診断と並んで，原発不明がんの原発巣同定に極めて大きな役割を担っている[1~8]．病理学的検索には生検組織に対する病理診断と細胞診があるが，前者がより精度が高い[8]．

原発不明がんの病理学的検索で最も基本的で重要なことは，組織型をどこまで明らかにできるかということである．具体的には，その腫瘍組織が上皮性腫瘍か，非上皮性腫瘍か，胚細胞腫瘍かという病理学総論的な３つのカテゴリーのどれに相当するかという判定，さらに上皮性腫瘍であれば，腺がん，扁平上皮がん，神経内分泌腫瘍，未分化がんなど，非上皮性腫瘍であれば，肉腫，悪性リンパ腫，悪性黒色腫など，胚細胞腫瘍であれば，セミノーマ，胎児性がん，卵黄嚢腫瘍，絨毛がん，などといった組織型の診断をつけることが重要である．それによって原発部位が絞られ，治療方針が変わりうるからである．通常，免疫組織染色を併用して確定診断を行うがヘマトキシリン・エオジン（HE）染色標本だけで診断可能なことも少なくない[3]．

非上皮性腫瘍を除けば，原発不明がんは病理学的に５つの形態に大別され，高～中分化腺がん（60％），低分化腺がん～低分化がん（29％），扁平上皮がん（5％），低分化悪性腫瘍（5％），神経内分泌腫瘍（1％）とされている[9~11]．腺がんや扁平上皮がん，神経内分泌腫瘍，未分化がんの場合，病理学的に原発巣をどこまで推定可能かも重要である．この場合も，ある程度分化したがん，特に腺がんの場合には，発生臓器によって特徴的な組織像を呈するものがあるため，全身の臓器の腫瘍病理像に精通した病理医であれば，HE 染色標本のみでも原発巣を推定できることがある．肺がん，大腸がん，卵巣・腹膜がん，前立腺がん，甲状腺がん，乳がん，などはその例である．肝細胞がんや腎細胞がんも転移先の組織像だけで原発巣を推定できることがある．ただし，通常は確認のためにその臓器に特異的な物質に対する抗体を用いた免疫組織化学的染色を追加し，診断を確定する．しかし，扁平上皮がんと完全な未分化がん，未分化悪性腫瘍の場合には，発生臓器による組織像の違いが乏しく，かつ，臓器特異的免疫染色マーカーも陰性を示すため，病理学的に原発巣を推定することは困難である．

なお，正確な病理診断には，臨床情報が不可欠で，臨床医と病理医の緊密な情報交換が診断精度を上げるためにも重要である[1,5]．また，挫滅などのアーチファクトを伴わない十分量の組織を病理医に提供する必要があることは論を待たない[3]．

引用文献

1）Bitran JD, Ultmann JE. Malignancies of undetermined primary origin. Dis Mon 1992; **38**: 213-260
2）Mackay B, Ordonez NG. Pathological evaluation of neoplasms with unknown primary tumor site. Semin Oncol 1993; **20**: 206-228
3）森永正二郎．原発不明癌の免疫染色．病理と臨床 2017; **35**: 137-151
4）Hillen HF. Unknown primary tumours. Postgrad Med J 2000; **76**: 690-693
5）Pavlidis N, Briasoulis E, Hainsworth J, Greco FA. Diagnostic and therapeutic management of cancer of an unknown primary. Eur J Cancer 2003; **39**: 1990-2005
6）Varadhachary GR, Abbruzzese JL, Lenzi R. Diagnostic strategies for unknown primary cancer. Cancer 2004; **100**: 1776-1785
7）Greco FA, Hainsworth JD. Cancer of unknown primary site. Chapter 46. DeVita, Hellman, and Rosenberg's Cancer: Principles and Practice of Oncology, 10th Ed, DeVita VT, Hellman S, DeVita VT Jr, Laurence TS, Rosenberg SA (eds), Lippincott Williams & Wilkins, Baltimore, 2015: Chapter 137: p.1720-1737
8）Hewitt MJ, Anderson K, Hall GD, et al. Women with peritoneal carcinomatosis of unknown origin: Efficacy of image-guided biopsy to determine site-specific diagnosis. BJOG 2007; **114**: 46-50
9）NCCN Clinical Practice Guidelines in Oncology. Occult primary (Cancer of unknown primary). Version 2. 2016 http://www.nccn.org/professionals/physician_gls/PDF/occult.pdf（最終アクセス 2018 年 5 月 1 日）
10）Varadhachary GR, Raber MN. Cancer of unknown primary site. N Engl J Med 2014; **371**: 757-765
11）Fizazi K, Greco FA, Pavlidis N, et al. Cancers of unknown primary site: ESMO clinical practice guidelines for diagnosis, treatment and follow-up. Ann Oncol 2015; **26** (Suppl 5): v133-v138

CQ 4

細胞診は原発不明がんの原発巣同定に有用か？

推奨

- **細胞診は組織診に取って替わるものではないが，組織診が利用できない場合や併行して行える場合には，原発不明がんの原発巣推定に有用である．**

【推奨度：弱，エビデンスレベル：C】

背景・目的

表在性のリンパ節転移巣や実質臓器に対する穿刺吸引細胞診や胸腹水に対する体腔液細胞診は，広く日常的に行われる診断法である．原発不明がんの原発巣同定の目的で，細胞診と細胞診検体を用いた免疫細胞化学が有用かどうかの科学的根拠について考察を行った．

解説

組織診が確定診断であるのに対し，細胞診は補助診断法に位置づけられるが，簡便，安価，低侵襲という利点があり，陽性所見が出れば確定診断として利用されることも多い．原発不明がんの際には，細胞診は頸部，鎖骨上部，腋窩などの表在性腫瘤，肝腫瘤，そして胸腹水などを対象に原発巣の推定目的で用いられる．パパニコロウ染色，ギムザ染色による細胞診断のみで腺がん（乳頭状，管状，低分化など），扁平上皮がん，小細胞がん，未分化がんなどの区別ができ，原発巣推定の目安となる[1]．

表在性リンパ節転移巣に対する穿刺吸引細胞診は検査精度が高く，細胞像で扁平上皮がん，乳頭がん，腺がんなど組織型診断が可能で，腺がんの場合はある程度原発巣の推定もできるが，扁平上皮がんの場合は困難である．頸部転移巣の原発巣推定にはヒトパピローマウイルス（human papilloma virus：HPV），Epstein-Barr ウイルス（EBV）など遺伝子解析の有用性も示唆されている[2]．

また，免疫細胞化学の応用により，臓器特異的な分子マーカーを検出して原発巣をさらに詳細に推定できるようになった[2,3]．免疫細胞化学は，頸部，鎖骨上，腋窩のリンパ節や腫瘤の検体について cytokeratin（CK）5/6，CK7，CK20，CA125，TTF-1（thyroid transcription factor-1），CDX-2，PSA，EMA，vimentin，神経内分泌マーカー，胚細胞マーカー，CEA，LCA，Mammaglobin，GCDFP-15（gross cystic disease fluid protein 15），ホルモン受容体などの有用性が高いと報告されている（☞ CQ 6 参照）[3~6]．肝腫瘍の穿刺細胞診においても，細胞像とともにHepPar1，AFP，Ber-EP4 その他の分子の免疫細胞化学による検索が転移性肝腫瘍の原発巣推定に有用とされている[7,8]．細胞をスライドガラスにそのまま載せて染色する方法のほか，細胞を遠沈して作製したセルブロックから病理切片を作製して染色する方法もある．

胸腹水の細胞診も細胞像からある程度原発巣推定が可能であり，腺がんにおいては出現腫瘍細胞の構築パターンや砂粒小体出現が重要（漿液性腺がん）と報告されている[9,10]．一方で，免疫細胞化学により腺がんの原発臓器の推定（卵巣・腹膜，胃，大腸，肺，膵など），腺がんと悪性中皮腫の鑑別，などが可能である[1,11,12]．

このように，細胞診と免疫細胞化学は組織診に近い情報まで得られることがある．**細胞診は組織診に取って替わるものではないが，組織診が利用できない場合や併行して行える場合には，臨床上の利点，普及度，豊富な情報量，経験的な有用性などの点から，表在性腫瘤，肝腫瘤，体腔液などを対象に，原発不明がんの原発巣同定の目的で行ってもよい**．

引用文献

1） Pereira TC, Saad RS, Liu Y, Silverman JF. The diagnosis of malignancy in effusion cytology: a pattern recognition approach. Adv Anat Pathol 2006; **13:** 174-184
2） Hasina R, Lingen MW. Head and neck cancer: the persuit of molecular diagnostic markers. Semin Oncol 2004; **31**: 718-725
3） Onofre ASC, Pomjanski N, Buckstegge B, Bockling A. Immunocytochemical typing of primary tumors on fine-needle aspiration cytologies of lymph nodes. Diagn Cytopathol 2007; **36**: 207-215
4） Nasuti JF, Mehrotra R, Gupta PK. Diagnostic value of fine-needle aspiration in supraclavicular lymphadenopathy: a study of 106 patients and review of literature. Diagn Cytopathol 2001; **25**: 351-355
5） Gupta RK, Naran S, Lallu S, Fauck R. The diagnostic value of fine needle aspiration cytology (FNAC) in the assessment of palpable supraclavicular lymph nodes: a study of 218 cases. Cytopathology 2003; **14**: 201-207
6） Gupta RK , NaranS, LalluS, Fauck R. Diagnostic value of needle aspiration cytology in the assessment of palpable axillary lymph nodes: a study of 336 cases. Acta Cytol 2003; **47**: 550-554
7） Siddiqui MT, Saboorian MH, Gokaslan ST, Ashfaq R. Diagnostic utility of the HepPar1 antibody to differentiate hepatocellular carcinoma from metastatic carcinoma in fine- needle aspiration samples. Cancer 2002; **96**: 49-52
8） Onofre AS, Pomjanski N, Buckstegge B, Böcking A. Immunocytochemical diagnosis of hepatocellular carcinoma and identification of carcinomas of unknown primary metastatic to the liver on fine-needle aspiration cytologies. Cancer 2007; **111**: 259-268
9） DiBonito L, Falconieri G, Colautti I, et al. The positive peritoneal effusion: a retrospective study of cytopathologic diagnosis with autopsy confirmation. Acta Cytol 1993; **37**: 483-488
10） Muggia FM, Baranda J. Management of peritoneal carcinomatosis of unknown primary tumor site. Semin Oncol 1993; **20**: 268-272
11） Afify AM, al-Khafaji BM. Diagnostic utility of thyroid transcription factor-1 expression in adenocarcinomas presenting in serous fluids. Acta Cytol 2002; **46**: 675-678
12） Pomjanski N, Grote HJ, Doganay P, et al. Immunocytochemical identification of carcinomas of unknown primary in serous effusions. Diagn Cytopathol 2005; **33**: 309-315

CQ 5

原発不明がんの原発巣同定に免疫組織化学的検索は有用か？

推奨

- **免疫組織化学的検索は原発不明がんの原発巣同定に有用である．**

【推奨度：強，エビデンスレベル：B】

背景・目的

免疫組織化学は，抗原物質の局在を組織切片上に可視化させる方法であり，通常の HE 染色切片の形態像ではわからない細胞の分化や機能に関する情報を与えてくれる有用な手段である[1]．現在の病理診断には必須のものであり，特に原発不明がんの診断にはその威力を発揮する．

解説

原発不明がんの病理診断に際して，通常の HE 染色標本のみでは組織型の決定や原発巣の推定が困難な場合，免疫組織染色が役立つことが少なくない[2~5]．

原発不明がんががん種（上皮性悪性腫瘍），特に腺がんの場合には，原発臓器の推定に臓器特異的な免疫組織染色マーカーが役立つ．なかでも，cytokeratin 7（CK7）と cytokeratin 20（CK20）の染色性の組み合わせによる臓器の推定はよく知られている[2~5]（表 1）．さらにそのうえで，臓器特異性の高いマーカーの発現を検索することが多い．それらのマーカーには，TTF-1（肺，甲状腺），PSA（前立腺がん），PAX-8（卵巣，腎，子宮），thyroglobulin（甲状腺），ER（乳がん，

表 1　cytokeratin 7（CK7）と cytokeratin 20（CK20）による原発臓器の推定

cytokeratin（CK）	推定される原発がん
CK7 陽性 /CK20 陰性	乳がん，甲状腺がん，卵巣がん（粘液性がん以外），肺がん，子宮内膜がん
CK7 陰性 /CK20 陽性	大腸がん，胃がん，メルケル細胞がん
CK7 陽性 /CK20 陽性	卵巣がん（粘液性がん），膵がん（導管がん），胆管細胞がん，尿路上皮がん，胃がん
CK7 陰性 /CK20 陰性	前立腺がん，肝細胞がん，腎細胞がん，副腎皮質がん，扁平上皮がん，神経内分泌腫瘍（肺，消化管）

注：上記の CK7，CK20 の組み合わせは原発巣同定上の参考情報となるが，記載のがんすべてに高い感度，特異度を備えているわけではない

表2 がんの種類と原発巣診断に用いられる免疫組織染色マーカー

がんの種類		原発巣診断に用いられる免疫組織染色マーカー
がん種（上皮性悪性腫瘍）	がん種全般	pancytokeratin（AE1/AE3，CAM5.2），EMA，CK7，CK20
	肺がん（腺がん）	TTF-1，napsin A
	前立腺がん	PSA，PSAP，NKX3.1
	卵巣がん（漿液性）	PAX-8，WT-1，ER
	膵がん	CA19-9
	肝細胞がん	HepPar-1，arginase-1，glypican-3，AFP
	甲状腺がん	TTF-1，PAX-8，thyroglobulin
	乳がん	ER，PgR，GATA3，GCDFP-15（BRST2），mammaglobin
	大腸がん	CDX-2，SATB2，villin
	腎細胞がん	PAX-2，PAX-8，RCC
	副腎皮質がん	inhibin-α，calretinin，melan-A
	子宮内膜がん	ER，PgR，PAX-8，WT-1，vimentin
	扁平上皮がん	p63，p40，CK5/6
	尿路上皮がん	p63，p40，GATA3，uroplakin Ⅱ
	神経内分泌腫瘍	chromogranin A，synaptophysin，CD56
悪性リンパ腫	悪性リンパ腫全般	LCA
	B細胞リンパ腫	CD20，CD10，CD79a，bcl-2，bcl-6
	T細胞リンパ腫	CD3，CD5
	未分化大細胞リンパ腫	ALK，CD30
	ホジキンリンパ腫	CD15，CD30
	形質細胞腫	CD138，VS38C，各種 immunoglobulin
悪性黒色腫		S-100，HMB-45，Melan-A，SOX10
胚細胞腫瘍	胚細胞腫瘍全般	SALL4
	セミノーマ	PLAP，c-kit（CD117），Oct4，SOX17
	胎児性がん	CD30，Oct4，SOX2
	卵黄嚢腫瘍	AFP，glypican-3，SOX17
	絨毛がん	β-hCG，glypican-3
軟部腫瘍（肉腫）	肉腫全般	vimentin
	平滑筋肉腫	desmin，calponin，α-SMA
	横紋筋肉腫	desmin，myogenin，myoglobin
	悪性末梢神経鞘腫瘍	S-100
	GIST	c-kit（CD117），CD34，DOG1
悪性中皮腫		calretinin，D2-40，mesothelin，WT-1，CK5/6
性索/性腺間質腫瘍		inhibin-α，calretinin，MIC2（CD99）

注：上記の免疫組織染色マーカーは原発巣同定上の参考情報となるが，すべてのマーカーが高い感度，特異度を備えているわけではない．

子宮内膜がん，卵巣がん），GCDFP-15（乳がん），CDX-2（大腸），PAX-2（腎），などがある（表2）[6,7]．そして，これらを組み合わせた診断アルゴリズムもいくつかの原発不明がんガイドラインに記載されている[8,9]．神経内分泌腫瘍かどうかの決定には，chromogranin A，synaptophysin，CD56が用いられる．TTF-1とCDX-2の両者は，腺がんのみならず，神経内分泌腫瘍の原発臓器推定にも役立つ[10]．また，粘液抗原に対する抗体による識別も提唱されている[11]．

非上皮性腫瘍の可能性がある場合，悪性リンパ腫全般にはLCA，B細胞リンパ腫にはCD20，T細胞腫瘍にはCD3，ホジキンリンパ腫にはCD30が診断決定に役立つ．悪性黒色腫，特に非色素性悪性黒色腫の診断にはHMB-45やS-100タンパクの免疫組織染色が不可欠である．胚細胞腫瘍にはPLAP, c-kit, Oct4, β-hCG, AFPをはじめとする各種のマーカーがある．軟部腫瘍や中皮腫などにもそれぞれ診断に役立つ特異的な抗体が種々知られている（**表2**）[2~9]．

扁平上皮がん診断の補助にはp63，p40，CK5/6を用いることが多い．**扁平上皮がんの場合には，原発巣推定に役立つ免疫組織化学的マーカーは知られていない**．扁平上皮がん頸部転移の原発部位推測にはp16の免疫組織染色やヒトパピローマウイルス（HPV）の検出が有用という報告がいくつか見られる[12~13]．

HE染色標本のみでは起源細胞の系譜が判定困難な低分化がんあるいは未分化悪性腫瘍では，がん種，悪性リンパ腫，悪性黒色腫，胚細胞腫瘍，軟部腫瘍などの間での鑑別に免疫組織染色が必要となる[3]．がん種（上皮性悪性腫瘍）かどうかの決定には，pancytokeratin（AE1/AE3など）が用いられる．ただし，**一般に，形態学的に判定の難しい低分化ないし未分化ながん，悪性腫瘍では分化抗原の免疫染色陽性率も低い傾向がある**．

免疫組織染色に用いる抗体は高価なうえに，染色手技に手間隙がかかるため，基本姿勢として，病理医がHE染色切片である程度の組織型と原発臓器の推定を行ったうえで，それを確認するために必要な抗体を選んで染色するという態度が正しく，はじめから闇雲に多数の抗体を用いた染色を行うことは慎むべきである．なお，**免疫組織化学には常に感度と特異度の問題がつきまとうので，注意して用いる必要がある**[1]．すなわち，陰性の結果は否定材料にはならず，また，陽性の場合にも他の所見との矛盾のないことを慎重に判断する必要がある．

引用文献

1） Jaffer S, Bleiweiss IJ. Beyond hematoxylin and eosin--the role of immunohistochemistry in surgical pathology. Cancer Invest 2004; **22**: 445-465

2） Conner JR, Hornick JL. Metastatic carcinoma of unknown primary: diagnostic approach using immunohistochemistry. Adv Anat Pathol 2015; **22**: 149-167

3） Bahrami A, Truong LD, Ro JY. Undifferentiated tumor: true identity by immunohistochemistry. Arch Pathol Lab Med 2008; **132**: 326-348

4） 森永正二郎．原発不明癌の免疫染色．病理と臨床 2017; **35**: 137-151

5） 高原大志，都築豊徳．腹部・後腹膜の原発不明がんの鑑別．病理と臨床 2017: **35**: 160-171

6） Zamecnik J, Kodet R. Value of thyroid transcription factor-1 and surfactant apoprotein A in the differential diagnosis of pulmonary carcinomas: a study of 109 cases. Virchows Arch 2002; **440**: 353-361

7） Werling RW, Yaziji H, Bacchi CE, Gown AM. CDX2, a highly sensitive and specific marker of adenocarcinomas of intestinal origin. an immunohistochemical survey of 476 primary and metastatic carcinomas. Am J Surg Pathol 2003; **27**: 303-310

8） NCCN Clinical Practice Guidelines in Oncology. Occult primary (Cancer of unknown primary). Version 2. 2016 http://www.nccn.org/professionals/physician_gls/PDF/occult.pdf（最終アクセス 2018年5月1日）

9） Fizazi K, Greco FA, Pavlidis N, et al. Cancers of unknown primary site: ESMO clinical practice guidelines for diagnosis, treatment and follow-up. Ann Oncol 2015; **26** (Suppl 5): v133-v138

10） Bellizzi AM. Assigning site of origin in metastatic neuroendocrine neoplasms: a clinically significant application of diagnostic immunohistochemistry. Adv Anat Pathol 2013; **20**: 285-314

11） Nguyen MD, Plasil B, Wen P, Frankel WL. Mucin profiles in signet-ring cell carcinoma. Arch Pathol Lab Med 2006; **130**: 799-804

12） Mackenzie K, Watson M, Jankowska P, et al. Investigation and management of the unknown primary with metastatic neck disease: United Kingdom National Multidisciplinary Guidelines. J Laryngol Otol 2016; **130** (Suppl S2): S170-S175

13） Park GC, Roh J-L, Cho K-J, et al. 18F-PET/CT vs. human papillomavirus, p16 and Epstein-Barr virus detection in cervical metastatic lymph nodes for identifying primary tumors. Int J Cancer 2016; **140**: 1405-1412

CQ 6

原発不明がんの原発巣同定に遺伝子・染色体の検査は有用か？

推奨

- 原発不明がん頸部転移巣において，有用である．Epstein-Barr ウイルス（EBV）が検出された場合は上咽頭がんとして分類する．また，ヒトパピローマウイルス（HPV）感染のサロゲートマーカーである p16 の免疫染色が陽性の場合には HPV 関連中咽頭がんとして分類する．

  【推奨度：強，投票一致率：67%，エビデンスレベル：B】

- リンパ腫や骨・軟部肉腫に特異的な染色体異常や融合遺伝子（キメラ遺伝子）の検出は組織型の確定診断に有用である．肺門・縦隔リンパ節転移において，TTF-1 などの免疫組織化学で肺がんが示唆される場合，EGFR，ALK，ROS1 などの遺伝子変異が陽性であれば，非小細胞肺がんに準じて分子標的治療薬による治療を考慮する．

  【推奨度：弱，エビデンスレベル：B】

背景・目的

近年，がんにおける遺伝子・染色体変化が種々の方法で見出され，これらの変化を標的とした治療法も見出されている．日常診療においては病態に応じた特定の遺伝子・染色体検査によって原発不明がんの原発巣を推定し，推定した原発巣に応じた治療が検討されることがある．これらの検査の有用性に関して考察した．

解説

遺伝子・染色体変化の検査の原発不明がん診断への応用は 3 とおりが考えられる．

ひとつは，組織診や細胞診，免疫組織化学などの検査では原発巣同定に至る情報が不十分な場合に，遺伝子や染色体レベルの検査を導入して正確な診断を行う場合である．原発不明扁平上皮がんの頸部転移において遺伝子レベルの検査が役に立つとされ，ヒトパピローマウイルス（human papilloma virus：HPV），Epstein-Barr ウイルス（EBV）の検出による原発巣の特定が行われる[1,2]．

HPV は子宮頸がん，外陰がん，陰茎がん，肛門管がんや頭頸部扁平上皮がんの原因となることが知られている[3]．HPV DNA は頭頸部扁平上皮がんの25％で検出され，その90％が16型HPV であり，特に中咽頭がんで検出頻度が高い（35～55％）[4,5]．さらに，扁平上皮がん頸部転移からの穿刺吸引細胞診検体に対するISH にて，HPV 16型DNA は中咽頭原発例の53％に検出されたが，他の部位原発46例では検出されなかった[6]．また，HPV 陽性の中咽頭がんは陰性に比べて非常に予後良好なことが知られているが[7]，頭頸部原発不明扁平上皮がん50例の検討では，20例でHPV DNA が陽性であり，頸部郭清と術後放射線照射による5年生存率は80％と報告されている（HPV DNA 陰性例の5年生存率は36.7％，$p=0.004$．このうち4例はのちに皮膚がん（3例），旁咽頭がんであることが判明）[2]．p16 はHPV 感染のサロゲートマーカーとして知られ，実臨床ではp16の免疫組織化学が広く行われている[8]．

一方，EBV は鼻咽頭がん，胃がん，悪性リンパ腫などの原因となるウイルスであるが，血漿中のEBV DNA 検出が，無症状の早期鼻咽頭がんのスクリーニングに有用と報告されている[9]．また，穿刺吸引細胞診検体に対するEBER（Epstein-Barr early ribonucleoprotein）オリゴヌクレオチドプローブを用いたISH にて，EBER は上咽頭がん（鼻咽頭がん）のみで陽性であり，また上咽頭がんの70％程度でEBER が検出される[10,11]．

2017年UICC 新分類（第8版）では，原発不明頭頸部がんでHPV 陽性あるいはp16免疫染色陽性の場合はHPV 関連中咽頭がんとして，また，EBV が検出された場合は上咽頭がんとして分類されることとなり，P16免疫染色，EBER-ISH は必須の検査となっている[12]．

2つ目は，リンパ腫や骨・軟部肉腫などに特異的な染色体異常や融合遺伝子（キメラ遺伝子）の検出である．これらは，PCR 法や蛍光 *in situ* ハイブリダイゼーション（FISH）法で行われ，未分化腫瘍，未分化がんの組織型で，他の検索では原発巣の推定や組織型の絞り込みが困難であった患者や，確定診断に有用である[13,14]（表1）．

3つ目は，画像検査，免疫組織化学などにより原発巣推定が可能であった場合，分子標的治療薬による治療の適応決定のための検査である．エビデンスには乏しいが，肺門部や縦隔リンパ節が主な病変である原発不明腺がんでは，EGFR 遺伝子変異，ALK 融合遺伝子，ROS1 融合遺伝子などを検索し，変異陽性であれば非小細胞肺がんとして分子標的治療薬による治療を考慮する[15~17]．

引用文献

1） Bussu F, Sali M, Gallus R, et al. HPV and EBV infections in neck metastases from occult primary squamous cell carcinoma: another virus-related neoplastic disease in the head and neck region. Ann Surg Oncol 2015; **22** (Suppl 3): S979-S984

2） Sivars L, Tani E, Näsman A, et al. Human papillomavirus as a diagnostic and prognostic tool in cancer of unknown primary in the head and neck region. Anticancer Res 2016; **36**: 487-493

3） Buck CB, Ratner L. Oncogenic viruses. DeVita, Hellman, and Rosenberg's Cancer; Principles and Practice of Oncology, 10th Ed, DeVita VT, Lawrence TS, Rosenberg SA (eds), Lippincott-Raven, Philadelphia, 2014: p.69-82

4） Gillison ML, Koch WM, Capone RB, et al. Evidence for a causal association between human papillomavirus and a subset of head and neck cancers. J Natl Cancer Inst 2000; **92**: 709-720

5） Kreimer AR, Clifford GM, Boyle P, Franceschi S. Human papillomavirus types in head and neck squamous cell carcinomas worldwide: a systematic review. Cancer Epidemiol Biomarkers Prev 2005; **14**: 467-475

6） Begum S, Gillison ML, Nicol TL, Westra WH. Detection of human papillomavirus-16 in fine-needle aspirates to determine tumor origin in patients with metastatic squamous cell carcinoma of the head and neck. Clin Cancer Res 2007; **13**: 1186-1191

表1　染色体転座と融合遺伝子

リンパ腫に特異的なもの			
組織型	染色体転座	検出率（%）	融合遺伝子
Mantle cell lymphoma　マントル細胞リンパ腫	t(11;14)(q13;q32)	95	*CCND1*
Burkitt lymphoma　バーキットリンパ腫	t(8;14)(q24;q32)	80	*MYC*
	t(2;8)(p11;q24)	15	*MYC*
	t(8;22)(q24;q11)	5	*MYC*
Follicular lymphoma　濾胞性リンパ腫	t(14;18)(q32;q21)	90	*BCL2*
	t(2;18)(p11;q21)	Rare	*BCL2*
	t(18;22)(q21;q11)	Rare	*BCL2*
Diffuse large B-cell lymphoma　びまん性大細胞型リンパ腫	t(8;14)(q24;q32)	10	*MYC*
	t(14;18)(q32;q21)	30	*BCL2*
	t(3;other)(q27;other)	15	*BCL6*
Mucosa-associated lymphoid tissue（MALT）lymphoma MALT リンパ腫	t(11;18)(q21;q21)	30	*API2-MALT1*
	t(14;18)(q32;q21)	15〜20	*FOXP1*
	t(3;14)(p13;q32)	10	*BCL10*
	t(1;14)(p22;q32)	5	
Lymphoplasmacytic lymphoma　リンパ形質細胞性リンパ腫	t(9;14)(p13;q32)	50	*PAX-5*
Anaplastic large cell lymphoma　ALK 陽性未分化大細胞型リンパ腫	t(2;5)(p23;q35)	60	*NPM/ALK*
骨・軟部肉腫に特徴的なもの			
疾患名	染色体転座	検出率（%）	融合遺伝子
Myxoid/round cell liposarcoma　粘液型 / 円形脂肪肉腫	t(12;16)(q13;p11)	＞90	*FUS-DDIT3*
	t(12;22)(q13;q12)	<5	*EWSR1-DDIT3*
Ewing sarcoma family tumor　ユーイング肉腫ファミリー腫瘍	t(11;22)(q24;q12)	＞80	*EWSR1-FLI1*
	t(21;22)(q22;q12)	10〜15	*EWSR1-ERG*
	Alternative events: fusions of 22q12 with 7p22, 17q22, 2q33;inv 22q12;t(16;21)(p11;q22)	〜5	Other ETS family partners: *ETV1, ETV4, FEV, PATZ1*
		Rare	*FUS-ERG*
Desmoplastic small round cell tumor　線維形成性小円形細胞腫瘍	t(11;22)(p13;q12)		*EWSR1-WT1* (＞75%)
Synovial sarcoma　滑膜肉腫	t(X;18)(p11;q11)	66	*SYT-SSX1*
		33	*SYT-SSX2*
		Rare	*SYT-SSX4*
Alveolar rhabdomyosarcoma　胞巣型横紋筋肉腫	t(2;13)(q35;q14)	〜80	*PAX-3-FOXO1*
	t(1;13)(p36;q14)	〜20	*PAX-7-FOXO1*
		Rare	*PAX-3-NCOA1*
		Rare	*PAX-3-NCOA2*
Alveolar soft-part sarcoma　胞巣型軟部肉腫	t(X;17)(p11;q25)	>90	*ASPSCR1-TFE3*
Dermatofibrosarcoma protuberans　隆起性皮膚線維肉腫	Rings derived from t(17;22)	>75	*COL1A1-PDGFB*
	t(17;22)(q22;q13.1)	10	
Extraskeletal myxoid chondrosarcoma　骨外性粘液型軟骨肉腫	t(9;22)(q22;q12)	75	*EWSR1-NR4A3*
	t(9;17)(q22;q11)	<10	*TAF15-NR4A3*
	t(9;15)(q22;q21)	<10	*TCF12-NR4A3*
	t(3;9)(q12;q22)	<5	*TFG-NR4A3*
Endometrial stromal tumor　子宮内膜間質腫瘍	t(7;17)(p15;q21)	30	*JAZF1-SUZ12*
Clear cell sarcoma　淡明細胞肉腫	t(12;22)(q13;q12)	>75	*EWSR1-ATF1*
	t(2;22)(q34;q12)	<5	*EWSR1-CREB1*
Infantile fibrosarcoma　先天性線維肉腫	t(12;15)(p13;q25)	>75	*ETV6-NTRK3*
Inflammatory myofibroblastic tumor　炎症性筋線維芽細胞腫瘍	t(1;2)(q25;p23)		*ALK-TPM34*
	t(2;19)(p23;p13)		*ALK-TPM*
	t(2;17)(p23;q23)		*ALK-CLTC*
Solitary fibrous tumor　孤在性線維性腫瘍	12q13 inversion	>95	*NAB2-STAT6*

7) Attner P, Näsman A, Du J, et al. Survival in patients with human papillomavirus positive tonsillar cancer in relation to treatment. Int J Cancer 2012; **131**: 1124-1130
8) Lai, Syeling; Wenaas, Ashley E; Sandulache, Vlad C; Hartman, Christine; Chiao, Elizabeth. Prognostic Significance of p16 Cellular Localization in Oropharyngeal Squamous Cell Carcinoma. Ann Clin Lab Sci 2016; **46**: 132-139
9) Chan KCA, Woo JKS, King A, et al. Analysis of plasma Epstein-Barr virus DNA to screen for nasopharyngeal cancer. N Engl J Med 2017; **377**: 513-522
10) Nakao K, Yuge T, Mochiki M, et al. Detection of Epstein-Barr virus in metastatic lymph nodes of patients with nasopharyngeal carcinoma and a primary unknown carcinoma. Arch Otolaryngol Head Neck Surg 2003; **129**: 338-340
11) Casco FG, Ríos MJ, DE Miguel M, et al. Head and neck cancer: an aetiopathogenetic study of non-endemic lymphoepithelioma. Acta Otorhinolaryngol Ital 2013; **33**: 9-15
12) 日本頭頸部癌学会（編）．頭頸部癌診療ガイドライン 2018 年版，金原出版，東京，2018
13) Singer S, Nielsen TO, Antonescu CR. Molecular biology of sarcomas. DeVita, Hellman, and Rosenberg's Cancer; Principles and Practice of Oncology, 10th Ed, DeVita VT, Lawrence TS, Rosenberg SA (eds), Lippincott-Raven, Philadelphia, 2014: p.1241-1252
14) Pasqualucci L, Dalla-Favera R. Molecular biology of lymphomas. DeVita, Hellman, and Rosenberg's Cancer; Principles and Practice of Oncology, 10th Ed, DeVita VT, Lawrence TS, Rosenberg SA (eds), Lippincott-Raven, Philadelphia, 2014: p.1511-1525
15) 日本肺癌学会（編）．EBM の手法による肺癌診療ガイドライン 2017 年版
https://www.haigan.gr.jp/modules/guideline/index.php?content_id=3（最終アクセス 2018 年 5 月 1 日）
16) Yamada T, Ohtsubo K, Ishikawa D, et al. Cancer of unknown primary site with epidermal growth factor receptor mutation for which gefitinib proved effective. Gan To Kagaku Ryoho 2012; **39**: 1291-1294
17) Watanabe N, Ishii T, Takahama T, et al. Anaplastic lymphoma kinase gene analysis as a useful tool for identifying primary unknown metastatic lung adenocarcinoma. Intern Med 2014; **53**: 2711-2715

CQ 7

原発巣検索に費やすべき期間はどの程度が妥当か？

推奨

- 1ヵ月以内に原発巣検索を行い，それでも原発巣の同定ができない場合は，原発不明がんとして治療を開始することを推奨する．1～2週間の初期評価で原発巣が同定できない場合は，早期にがん専門施設へ紹介することを推奨する．

【推奨度：弱，エビデンスレベル：C】

背景・目的

原発不明がんという疾患概念が十分理解されていない場合，原発巣検索のために多くの検査を行い，長い期間を費やすこととなる．これにより，患者に多大な身体的・精神的負担をかけ，治療開始も遅れる可能性がある．悪性腫瘍の確認から原発巣検索が行われ，治療が開始されるまでに要する期間について検討した．

解説

原発不明がんとは，原発巣よりも先に転移巣から発見される多種多様ながん種の一群であるが，原発巣の増殖活性がないにもかかわらず転移巣のみが活発に増殖し進展するという，独特の生物学的特徴を持っている．また，剖検後も原発巣がなお不明な患者が15～45％程度あり，発見されたとしても大半は2cm未満といわれる[1～3]．

したがって，ある程度の期間原発巣を検索しても同定できない場合は，原発不明がんとして治療を開始すべきである．

至適な原発巣検索期間について検討された臨床試験や系統的レビューは存在しない．原発不明がんの診断に際しては，原発巣検索に先立ち，詳細な病歴聴取と身体所見（頭頸部領域，直腸診，男性では前立腺・精巣を含む泌尿器科領域，女性では乳腺と婦人科領域を含む）が重要である．ルーチンに行われる検査としては血液検査（血算・血液像，生化学），一般尿検査，胸部X線検査，全身（胸部・腹部・骨盤）CT検査などがあげられるが，これらは短期間のうちに施行可能である．PET/CTは頭頸部領域など原発巣同定に有用な場合もあるが，限定的である．

この後は，ある程度原発巣を判断できる確率が高い検査に絞って進めていく．画像検査として，マンモグラフィーやMRI（乳房，肝胆膵領域，骨盤部）などが行われるが，これも多くの病院では比較的簡単に検査が施行可能である．各種内視鏡検査（鼻腔・咽頭・喉頭内視鏡，気管支鏡，上下部消化管内視鏡，膣拡大鏡（コルポスコピー），膀胱鏡，腹腔鏡など）は，患者の身体的・経済的負担が大きいだけでなく，診断につながらないことも多いため，原発巣が疑われる場合以外はルーチンの施行は慎重に行う必要がある．以上の検査はおよそ1週間程度で施行可能である．

組織学的に悪性の確定診断が得られていない場合は，上記一般検索や画像検査（CT，PET/CTなど）により生検可能な部位を見極め，組織学的診断を併行して進める．免疫組織化学が通常必須となることから，病理診断には少なくとも1週間程度の時間が必要と考えられる．必要に応じて特殊な免疫組織化学，遺伝子・染色体検査，遺伝子プロファイル検査などが行われるが，この場合さらに1〜2週間を要する．

原発不明がんの予後はばらつきがあるが，予後不良群では6〜9ヵ月と報告されている．また，初診医療施設から原発不明がんとしてがん専門病院へ紹介されるまでに数ヵ月を要する場合もあるため，**治療機会を逃さないためにも速やかに検査を進めることが必要である．一般病院での初期評価にて原発不明がんが疑われる場合，速やかにがん専門施設へ紹介すべきである**[4)]．

原発不明がんの診断にあたっては，原発巣を検索・推定するだけではなく，予後良好群をいかに同定するか，予後不良群であっても治療可能な病状であるかを判断することが重要である．それ以上の原発巣検索が治療法の決定にはつながらないと考えられる場合，原発巣が同定されても治療可能な全身状態ではないと考えられる場合，検査のリスクや治療について患者の理解が得られない場合などは原発巣の検索は中止すべきである．

以上の診断過程を考慮し，原発巣検索期間は1ヵ月程度を目処とすべきと考えられる．

原発巣が不明であるという患者の精神的ストレスにも配慮すると，可能な限り早急に検査を進め治療を開始する努力が求められる．

引用文献

1） Massard C, Loriot Y, Fizazi K. Carcinomas of an unknown primary origin: diagnosis and treatment. Nat Rev Clin Oncol 2011; **8**: 701-710

2） Greco AT, Hainsworth JD. Cancer of unknown primary site. DeVita, Hellman, and Rosenberg's Cancer; Principles and Practice of Oncology, 10th Ed, DeVita VT, Lawrence TS, Rosenberg SA (eds), Lippincott-Raven, Philadelphia, 2014: p.1720-1737

3） Fizazi K, Greco FA, Pavlidis N, et al; ESMO Guidelines Committee. Cancers of unknown primary site: ESMO Clinical Practice Guidelines for diagnosis, treatment and follow-up. Ann Oncol 2015; **26** (Suppl 5): v133-v138

4） Metastatic malignant disease of unknown primary origin in adults: diagnosis and management https://www.nice.org.uk/guidance/cg104（最終アクセス 2018 年 5 月 1 日）

CQ 8

遺伝子発現プロファイルに沿った治療は有用か？

推奨

- ゲノム情報，遺伝子発現プロファイルを調べることは原発不明がんの原発巣の診断および治療に有用である可能性はあるが，現時点では臨床試験として実施されるべきものであり，行わないことを推奨する．

【推奨度：弱，エビデンスレベル：C】

背景・目的

原発不明がんの治療の主体は化学療法となるが，標準化学療法は確立されていない．化学療法のレジメンについては予後良好群（favorable subset）に代表されるように臨床的にあるがん種からの転移を強く疑った場合はそのがん種に基づく治療が実際に適用されている．そこで臨床的に原発巣推測が困難である原発不明がんに対し，分子生物学的解析を実施することが原発巣推定と治療方針の決定に有用かを検討した．

解説

マイクロアレイやRT-PCRの手法を用い，遺伝子発現パターンの解析により，原発巣同定の試みが報告されている．原発巣の確定した固形がんにてマイクロアレイを用いた遺伝子発現を解析した結果，推定精度が約80%であることを報告したRamaswamyらの研究[1]をはじめとして，同様に原発巣が確定している種々の固形がんの腫瘍組織で78～85%の精度で原発巣推定が可能であることが複数の研究で報告されている[2~4]．また，Varadhacharyらは定量的RT-PCRを用い原発巣が確定した固形がんの検体について原発巣の推定精度が78%であるアルゴリズムを作成し，その手法を原発不明がんに適応したところ，61%で原発巣推定が可能で，その臨床的特徴も妥当であったことを併せて報告している[5]．ただし，これらは後ろ向きの検討であること，また推定される原発巣が真の原発巣を示しているかの判断指針も乏しい．このため，実臨床では原発巣を推定しそれに基づく治療方針の策定が予後改善に反映されるかが重要となる．

Moranらは DNAのメチル化プロファイルをもとに開発したアルゴリズムを用いて，原発巣が確定した固形がんの検体において感度97.7%，特異度99.6%で原発巣推定が可能なことを示した．このアルゴリズムにより216例の原発不明がんに対し解析を行ったところ，188例（87％）で原発巣の推定が可能であったと報告した．さらに推定原発巣に基づく治療を受けていた群が経験的治療を受けていた群よりも全生存が良好であったことを併せて報告した[6]．Hainsworthらは，原発不明がん289症例を対象にRT-PCRを用いた原発巣推定を行い，推定可能であった247例に対し推定された原発巣に基づいた治療を実施したところ生存期間の中央値が12.6ヵ月であり，ヒストリカルコントロール群と比較し予後改善が認められたことを報告した[7]．現在，日本でも遺伝子発現プロファイルにより推測された原発巣に基づく治療の有用性について「未治療原発不明がんに対する次世代シークエンスを用いた原発巣推定に基づく治療効果の意義を問う第Ⅱ相試験」で検討が行われている．

今まで行われた原発不明がんに対する遺伝子発現解析の検討結果より，原発不明がんは，様々な原発巣からの転移を示す不均一な疾患の集団であることが再確認された．原発不明がんに対して，遺伝子発現解析により推定される原発巣に準じた治療を行うことは原発不明がんの病態を考慮すると理にかなっていると考えられる．しかしながら，**遺伝子発現解析キットのコストや診断制度，推定される原発巣に準じた治療成績が少ないことより，現時点では，臨床試験として実施すべきである**．ただし，推定された原発巣が病変の分布などの臨床像と類似している場合は，推定された原発巣に準じた治療を行うことは許容されると考える．

引用文献

1）Ramaswamy S, Tamayo P, Rifkin R, et al. Multiclass cancer diagnosis using tumor gene expression signatures. Proc Natl Acad Sci U S A 2001; **98**: 15149-15154

2）Bloom G, Yang IV, Boulware D, et al. Multi-platform, multi-site, microarray-based human tumor classification. Am J Pathol 2004; **164**: 9-16

3）Su AI, Welsh JB, Sapinoso LM, et al. Molecular classification of human carcinomas by use of gene expression signatures. Cancer Res 2001; **61**: 7388-7393

4）Ma XJ, Patel R, Wang X, et al. Molecular classification of human cancers using a 92-gene real-time quantitative polymerase chain reaction assay. Arch Pathol Lab Med 2006; **130**: 465-473

5）Varadhachary GR, Talantov D, Raber MN, et al. Molecular profiling of carcinoma of unknown primary and correlation with clinical evaluation. J Clin Oncol 2008; **26**: 4442-4448

6）Moran S, Martinez-Cardus A, Sayols S, et al. Epigenetic profiling to classify cancer of unknown primary: a multicentre, retrospective analysis. Lancet Oncol 2016; **17**: 1386-1395

7）Hainsworth JD, Rubin MS, Spigel DR, et al. Molecular gene expression profiling to predict the tissue of origin and direct site-specific therapy in patients with carcinoma of unknown primary site: a prospective trial of the Sarah Cannon research institute. J Clin Oncol 2013; **31**: 217-223

CQ 9

原発不明がんのうち，予後良好群と予後不良群はどのように区別されるか？

推奨

- **詳細な病歴聴取，身体所見，血液生化学検査（腫瘍マーカーを含む），画像検査，一般的病理組織学的検査に加え，特殊な免疫組織化学検査，遺伝子・染色体の検査などを行うことにより，確立された治療の適応となる予後良好群の診断が可能である．**

【推奨度：強，エビデンスレベル：B】

背景・目的

原発不明がんは多種多様ながん種を含んでおり，特定の治療法を有し長期生存が期待できる予後良好な患者群や，特定の治療は有さないが予後良好な臨床像（予後良好因子）を呈する患者群が存在する．ここではそのような予後良好群と予後不良群がどのように区別されるかを，複数のガイドライン，レビューから解説する．

解説

原発不明がんの診断においては，まず転移巣の細胞組織検査により悪性腫瘍の確定を行うとともに，以下のような手順で原発巣を検索する[1~3]．①詳細な病歴聴取，②身体所見（頭頸部領域，直腸診，男性は泌尿器科領域，女性は乳房および婦人科領域を含む）③末梢血球数（血液像），血液生化学，一般検尿，便潜血，④胸部X線検査，胸・腹部・骨盤CT，マンモグラフィーや乳房超音波検査（女性），PSA（男性），さらに原発巣が疑われる部位による各種内視鏡検査（鼻腔・咽頭・喉頭内視鏡，気管支鏡，上下部消化管内視鏡検査，膣拡大鏡（コルポスコピー），膀胱鏡，腹腔鏡など），⑤免疫組織化学による病理組織学的検査[4]（特に未分化腫瘍の場合），遺伝子・染色体の検査，などが行われる．頸部リンパ節転移や単発の転移巣以外でのFDG-PETの有用性は限られており，原発巣検索にとって必須の検査ではない[5,6]．

これらの一連の検索により，悪性リンパ腫，肉腫，胚細胞腫瘍，悪性黒色腫，前立腺がん，乳がんなど原発巣が同定された症例の除外後，特異な臨床像と病理組織学的所見，遺伝子プロファイル解析などから表1のような患者群が同定される．これらは，特定の疾患の治療方針で治療が行われることにより，一定の良好な予後が期待できる群である[1~3]．

表 1　原発不明がんの予後良好群とその治療方針

予後良好群	治療方針
腺がん，女性，腋窩リンパ節転移のみ	腋窩リンパ節転移陽性の乳がんに準じた治療（乳房切除あるいは放射線照射/腋窩リンパ節郭清，術前術後化学療法/ホルモン療法）（☞ CQ 10）
漿液性腺がん，女性，がん性腹膜炎，CA125 上昇，（腹膜がん）	腹膜がんとして，臨床病期Ⅲ期の卵巣がんに準じた治療（外科切除/化学療法）（☞ CQ 11）
腺がん，男性，PSA 上昇，造骨性骨転移	進行性前立腺がんの治療（内分泌療法）（☞ CQ 12）
扁平上皮がん，頸部（鎖骨上以外）リンパ節転移	頭頸部がんの治療（外科切除/放射線照射）（☞ CQ 13）
扁平上皮がん，鼠径リンパ節転移	局所療法（外科切除または放射線療法）（☞ CQ 14）
低分化（高悪性度）神経内分泌腫瘍	進展型小細胞肺がんの治療（シスプラチンまたはカルボプラチン/エトポシド併用療法，シスプラチン/イリノテカン併用療法）（☞ CQ 15）
高分化（低悪性度）神経内分泌腫瘍	膵・消化管神経内分泌腫瘍：NET G1，G2に準じた治療（☞ CQ 15）
正中線上に病変が分布（縦隔，後腹膜リンパ節，肺転移），50 歳未満の男性，β-hCG/ AFP の上昇（性腺外胚細胞腫瘍）	免疫組織化学（PLAP，Oct4）などで確認し，Poor リスクの性腺外胚細胞腫瘍の治療（シスプラチン併用療法：BEP）（☞ CQ 16）

一般的に予後不良といわれる原発不明がんの診療において，この予後良好群をいかに同定し，適切な局所療法，全身化学療法を行うかが特に重要となる（表 1）．

特定の予後良好群以外の原発不明がんでは，低・未分化がん，転移臓器が 1 箇所，肝転移を有しない，performance status 0～1，血清 LDH 正常，血清アルブミン正常などが予後良好因子としてあげられており，年齢や全身状態を考慮して全身化学療法が行われる（☞ CQ 17-1 参照）[1,2]．

病理・遺伝学的検査，薬物療法の進歩により，エビデンスは少ないものの，大腸がんの臨床像（肝転移や腹膜病変を主体）を呈し，免疫組織化学にて CK20＋/CK7－または CDX-2＋の場合，大腸内視鏡や RAS 遺伝子変異を検索し，大腸がんに準じた薬物療法（抗がん薬，分子標的治療薬）を考慮する[7～9]．

引用文献

1）Greco AT, Hainsworth. Cancer of unknown primary site. DeVita, Hellman, and Rosenberg's Cancer; Principles and Practice of Oncology, 10th Ed, DeVita VT, Lawrence TS, Rosenberg SA (eds), Lippincott-Raven, Philadelphia, 2014: p.1720-1737

2）Fizazi K, Greco FA, Pavlidis N, et al; ESMO Guidelines Committee. Cancers of unknown primary site: ESMO Clinical Practice Guidelines for diagnosis, treatment and follow-up. Ann Oncol 2015; **26** (Suppl 5): v133-v138

3）NCCN Clinical Practice Guidelines in Oncology. Occult Primary (Cancer of Unknown Primary [CUP] Version 2.2017-Octover 17, 2016　https://www.nccn.org/professionals/physician_gls/pdf/occult.pdf（最終アクセス 2018 年 5 月 1 日）

4）Oien KA, Dennis JL. Diagnostic work-up of carcinoma of unknown primary: from immunohistochemistry to molecular profiling. Ann Oncol 2012; **23**: 271-277

5）Moller AK, Loft A, Berthelsen AK, et al. A prospective comparison of 18F-FDG PET/CT and CT as diagnostic tools to identify the primary tumor site in patients with extracervical carcinoma of unknown primary site. Oncologist 2012; **17**: 1146-1154

6）Seve P, Billotey C, Broussolle C, et al. The role of 2-deoxy-2-[F-18]fluoro-d-glucose positron emission tomography in disseminated carcinoma of unknown primary site. Cancer 2007; **109**: 292-299

7）Varadhachary GR, Raber MN, Matamoros A, et al. Carcinoma of unknown primary with a colon cancer-profile changing paradigm and emerging definitions. Lancet Oncol 2008; **9**: 596-599

8) Varadhachary GR, Karanth S, Qiao W, et al. Carcinoma of unknown primary with gastrointestinal profile: immunohistochemistry and survival data for this favorable subset. Int J Clin Oncol 2014; **19**: 479-484
9) Hainsworth JD, Rubin MS, Spigel DR, et al. Molecular gene expression profiling to predict the tissue of origin and direct site-specific therapy in patients with carcinoma of unknown primary site: a prospective trial of the Sarah Cannon Research Institute. J Clin Oncol 2012; **31**: 217-223

CQ 10

女性で腋窩リンパ節転移（腺がん）のみ有する原発不明がんに対する治療は？

推奨

- **腋窩リンパ節転移陽性乳がんの治療に準じて，腋窩リンパ節郭清に加えて，乳房に対する局所療法（同側乳房切除あるいは放射線照射）および術後薬物療法（化学療法，ホルモン療法）を行うことが推奨される．ただし，乳房に対する局所療法（同側乳房切除あるいは放射線照射）の選択については，客観的な比較試験は行われていないため，患者との十分な話し合いのもとで決定されるべきと考えられる．**

【推奨度：強，エビデンスレベル：C】

背景・目的

女性で腋窩リンパ節転移（腺がん）のみを認める原発不明がんに対しては，従来，腋窩リンパ節転移陽性乳がん（臨床病期Ⅱ期/Ⅲ期）の治療に準じ，腋窩リンパ節郭清および乳房に対する局所療法（切除あるいは放射線照射）および術後薬物療法（ホルモン療法，化学療法）による集学的な治療が行われてきた．その結果，高い確率で治癒が望めるようになっている．そのため，過度な侵襲の低減についても検討が必要と考えられる．

解説

孤発性の腋窩リンパ節腫脹をきたす悪性腫瘍として，乳がん，肉腫，悪性リンパ腫，悪性黒色腫，原発性肺がん，消化管腫瘍などがあげられるが，女性患者で組織型が腺がんあるいは未分化がんの場合は，そのほとんどが乳がんとされている[1,2]．したがって，腋窩リンパ節腫脹を主訴に来院した女性患者に対しては，腋窩リンパ節の細胞診あるいは切除生検による病理学的検索および乳がんに準じた画像検査が検討されるべきである．

腋窩リンパ節生検および病理診断の結果，腺がんあるいは未分化がんが検出された場合，免疫組織化学を行うことで原発組織の類推に役立てることができる（☞ CQ 5 参照）．EMA，ER，PgR，CK，HER2，GCDFP-15 などのマーカーが陽性の場合，乳がんが疑われる．

腋窩リンパ節の病理診断で乳がんが疑われた場合は，視触診に加えて，マンモグラフィー，超音波検査などの画像検査を行う．これら検査によっても乳房内に病変が同定されないときは乳房MRIを行うべきである．腋窩リンパ節転移症例を対象に実施した乳房MRI検査に関する8つの後方視的研究のシステマティックレビューによると，視触診，マンモグラフィー，超音波検査で乳房内に病変が検出されなかった症例の72％（36～86％）で乳房MRIにより腫瘍性病変が検出され，1/3の症例で乳房温存術が可能となる，と報告されている[3]．ただし，乳房MRIによる腫瘍性病変の検出感度は90％と高値であるが，特異度は22～50％と低いため，特異度の高い検査と組み合わせて原発巣検索を行うべきである．原発巣と疑われる病変を検出したら生検を行い，乳がんの所見を認めたら腋窩リンパ節転移陽性乳がんとして治療を行う．一方乳房MRIにて腫瘍性病変が検出されない場合は，乳がん以外の原発巣との鑑別目的に，胸腹部のCTなどによる他の悪性腫瘍の鑑別および転移部位の検索を行うことも重要である．

乳房内に原発巣を検出し得ないが組織所見および画像所見から乳がん以外を考えにくいと判断したら，乳がんT0N1/N2と評価し，腋窩リンパ節転移陽性乳がんに準じた治療を行う．

腋窩リンパ節転移のみを有する原発不明腺がん患者に対し，腋窩リンパ節郭清のみの群と腋窩リンパ節郭清に加えて乳房に対する局所療法を行った群を直接比較した前向き試験は検索範囲内に認められなかった．後方視的研究では腋窩リンパ節郭清＋局所療法群の無再発生存期間，または局所無再発生存期間が有意に良好と報告されている[4～7]．また全生存期間は，有意ではないが腋窩リンパ節郭清＋局所療法群で良好な傾向がみられた[4～8]．以上のエビデンスから，**腋窩リンパ節郭清に加えて同側乳房への局所療法を行うことが推奨される**．ただし，これら報告のなかには乳房MRIによる原発巣の精査が行われていない時代の症例も含まれており，その解釈においては注意が必要である．

一方，乳房に対する局所療法について，手術療法と放射線療法を比較した前向き試験は検索範囲内に認められず，単施設の小規模な後方視的研究が1件行われたのみであった[9]．それによると**全生存期間，無増悪生存期間，局所無再発期間は，手術療法群と放射線療法群の間に有意差は認められなかった**．整容性（乳房形態の保持），安全性（急性期および晩期合併症）について，手術療法と放射線療法を比較した研究は認められなかった．局所療法を選択する際には患者と十分な話し合いのもと決定されるべきである．

また，腋窩リンパ節転移のみを有する原発不明腺がん患者に対する薬物療法（ホルモン療法，化学療法）の有用性を検討した前向き試験は検索した範囲内に認められなかった．原発不明腺がん腋窩リンパ節単発転移36例を対象とした後方視的研究では，91％に放射線療法，94％に化学療法が行われ，観察期間中央値64ヵ月で5年以内の局所領域再発および遠隔転移は認められず，5年生存割合100％であったとの報告がある[10]．**リンパ節転移の個数（4個以上）が予後因子とする後方視的研究[4,5,9]が複数報告されていること，およびNCCNガイドラインの推奨[11]などを踏まえると，再発リスクに応じた薬物療法は選択肢になりうる**と考えられる．

引用文献

1）Copeland EM, McBride CM. Axillary metastases from unknown primary sites. Ann Surg 1973; **178**: 25-27

2）Hemminki K, Riihimaki M, Sundquist K, Hemminki A. Site-specific survival rates for cancer of unknown primary according to location of metastases. Int J Cancer 2013; **133**: 182-189

3）de Bresser J, de Vos B, van der Ent F, Hulsewe K. Breast MRI in clinically and mammographically occult breast cancer presenting with an axillary metastasis: a systematic review. Eur J Surg Oncol 2010; **36**: 114-119

4）Sohn G, Son BH, Lee SJ, et al. Treatment and survival of patients with occult breast cancer with axillary lymph node metastasis: a nationwide retrospective study. J Surg Oncol 2014; **110**: 270-274

5) He M, Tang LC, Yu KD, et al. Treatment outcomes and unfavorable prognostic factors in patients with occult breast cancer. Eur J Surg Oncol 2012; **38**: 1022-1028
6) Barton SR, Smith IE, Kirby AM, et al. The role of ipsilateral breast radiotherapy in management of occult primary breast cancer presenting as axillary lymphadenopathy. Eur J Cancer 2011; **47**: 2099-2106
7) Masinghe SP, Faluyi OO, Kerr GR, Kunkler IH. Breast radiotherapy for occult breast cancer with axillary nodal metastases--does it reduce the local recurrence rate and increase overall survival? Clin Oncol (R Coll Radiol) 2011; **23**: 95-100
8) Foroudi F, Tiver KW. Occult breast carcinoma presenting as axillary metastases. Int J Radiat Oncol Biol Phys 2000; **47**: 143-147
9) Vlastos G, Jean ME, Mirza AN, et al. Feasibility of breast preservation in the treatment of occult primary carcinoma presenting with axillary metastases. Ann Surg Oncol 2001; **8**: 425-431
10) Rueth NM, Black DM, Limmer AR, et al. Breast conservation in the setting of contemporary multimodality treatment provides excellent outcomes for patients with occult primary breast cancer. Ann Surg Oncol 2015; **22**: 90-95
11) Ettinger DS, Varadhachary GR, Bowles DW, et al. NCCN Clinical Practice Guideline Occult Primary. 2018: p.38

CQ 11

女性で腹膜転移（漿液性腺がん）のみ有しCA125の上昇している原発不明がんに対する治療は？

推奨

- 腹膜がんとしてⅢ期卵巣がんの治療法に準じた標準的外科治療＋化学療法を推奨する．具体的には最大限の腫瘍減量術（debulking surgery），TC療法あるいはdose-dense TC療法を推奨する．ベバシズマブの併用も考慮される．

【推奨度：強，エビデンスレベル：B】

背景・目的

一般に，遠隔転移を伴うがん患者の予後は不良だが，原発不明がんには特定の治療により長期生存が望まれるサブグループが含まれる．本項では，女性で腹膜転移（漿液性腺がん）のみ有し，CA125が上昇している原発不明がんの治療に関して，文献的考察を加えて解説する．

解説

腹水・腹膜転移の頻度が高いがん種には卵巣がん，膵・胆道がん，胃がん，大腸がんなどがある．

原発不明の腹膜転移の鑑別に腫瘍マーカーが有用である可能性があるが，CA125は卵巣がん（漿液性腺がん）では80％以上で陽性となり，肺がん，乳がん，肝・胆嚢・膵がん，消化管がんでも陽性となる場合がある．また，子宮内膜症，子宮筋腫，骨盤内炎症性疾患，妊娠などの良性疾患や胸水・腹水貯留例でも上昇することがある[1,2]．

CEAは大腸がん，乳がん，肺がん，膵がん，胃がんなどで，CA19-9は特に肝・胆嚢・膵臓がんで陽性となる場合が多い[3]．

したがって，女性で腹水や腹膜播種など腹膜病変のみを有し，CA125が（単独で）高値を示す腺がん患者の場合，卵巣がんの腹膜転移が第一に疑うべき疾患であり，婦人科医による十分な検索が行われるべきである．

さらに近年，原発性腹膜がんの疾患概念が提唱された．この疾患は，大網，横隔膜，腸間膜を被う中皮細胞，さらにはこれと連続性がある卵巣表層上皮細胞から多中心性に発生する腫瘍である．卵巣表層上皮性・間質性悪性腫瘍と同様の病態を示し，漿液性腺がんがほとんどを占める[4]．

したがって，**卵巣がんが否定的で，他の原発巣も明らかでない場合，原発性腹膜がんの可能性に留意して検査・治療計画を立てる必要がある**[5]．

原発性腹膜がん単独を対象とする臨床試験は検索した範囲で認められなかったが，卵巣がん，卵管がんとともに原発性腹膜がんを対象とする研究は複数行われており，主にこれらのエビデンスに基づいて治療法を構築されている．原則はⅢ期の進行卵巣がん（漿液性腺がん）の治療方針に準ずる．すなわち初回治療は，手術と化学療法の組み合わせとなる．最大限の腫瘍減量術（optimal debulking，残存病変の肉眼径が10 mm 未満）が重要であり，不十分な外科切除に終わった場合の予後は不良とされ[6]，婦人科医との連携が必須である．

薬物療法レジメンについても，腹膜がん単独を対象としたエビデンスは乏しく，卵巣がんの標準治療に準じる．すなわちタキサン製剤とプラチナ製剤の併用療法であり，パクリタキセルとカルボプラチンの併用療法（TC 療法）が第一選択となる．パクリタキセルの代わりにドセタキセルを選択してもよい（DC 療法）[4]．

JGOG3016 試験は，卵巣がん，卵管がんおよび腹膜がんを対象とした，TC 療法 3 週毎投与と，パクリタキセルを day1, 8, 15 に分割して投与する dose-dense TC 療法（以下 DD-TC 療法）を比較したランダム化第Ⅲ相試験である．主要評価項目である PFS は DD-TC 療法が有意に良好であった．またサブグループ解析にて，卵巣がん，卵管がんと比べて腹膜がんにおいて DD-TC 療法の効果がより高い可能性が示唆された[7]．また，MITO7 試験は TC 療法 3 週毎投与と，パクリタキセルとカルボプラチンの両薬剤を day1, 8, 15 に分割して投与する DD-TC 療法を比較したランダム化第Ⅲ相試験である．PFS は有意な差は見られなかったが，主要評価項目のひとつである QOL は DD-TC のほうが良好であり，骨髄抑制や末梢神経障害などの有害事象も軽微であった[8]．

術前化学療法（NAC）に関しては，卵巣がん，卵管がん，腹膜がんを対象としたタキサン製剤とプラチナ製剤併用による NAC 群と腫瘍減量術後の薬物療法群を比較した複数のランダム化第Ⅲ相比較試験において，全生存期間は同等であるにもかかわらず手術関連の合併症が NAC 群で有意に少なく，NAC の有用性が示唆された[9,10]．初発時の腫瘍減量術が困難と思われる症例や，大量腹水症例などでは NAC を考慮してよいと思われる．

また，optimal debulking が施行されたⅢ期卵巣がん，腹膜がんに対する腹腔内化学療法の有用性も示されており，選択肢のひとつである[11]．さらに，血管新生阻害薬であるベバシズマブを TC 療法に併用することで無増悪生存期間の延長が示されており，合併症やベバシズマブの有害事象を考慮して投与を検討する[12,13]．

引用文献

1）Bast RC Jr, Knapp RC. Use of the CA 125 antigen in diagnosis and monitoring of ovarian carcinoma. Euro J Obstet Gynecol Reprod Biol 1985; **19**: 354-356

2）Cannistra SA, Gershenson DM, Recht A. Ovarian cancer, fallopian tube carcinoma, and peritoneal carcinoma. DeVita, Hellman, and Rosenberg's Cancer; Principles and Practice of Oncology, 10th Ed, DeVita VT, Lawrence TS, Rosenberg SA (eds), Lippincott-Raven, Philadelphia, 2014: p.1075-1099

3）Maker AV. Malignant ascites. DeVita, Hellman, and Rosenberg's Cancer; Principles and Practice of Oncology, 10th Ed, DeVita VT, Lawrence TS, Rosenberg SA (eds), Lippincott-Raven, Philadelphia, 2014: p.1887-1892

4) 日本婦人科腫瘍学会（編）．卵巣癌治療ガイドライン 2015 年版．金原出版．東京．2015
5) Bloss JD, Liao SY, Buller RE, et al. Extraovarian peritoneal serous papillary carcinoma: a case-control retrospective comparison to papillary adenocarcinoma of the ovary. Gynecol Oncol 1993; **50**: 347-351
6) Eltabbakh GH, Werness BA, Piver S, Blumenson LE. Prognostic factors in extraovarian primary peritoneal carcinoma. Gynecol Oncol 1998: **71** 230-239
7) Katsumata N, Yasuda M, Takahashi F, et al; Japanese Gynecologic Oncology Group. Dose-dense paclitaxel once a week in combination with carboplatin every 3 weeks for advanced ovarian cancer: a phase 3, open-label, randomised controlled trial. Lancet 2009; **374**: 1331-1338
8) Pignata S, Scambia G, Katsaros D, et al; Multicentre Italian Trials in Ovarian cancer (MITO-7); Groupe d'Investigateurs Nationaux pour l'Etude des Cancers Ovariens et du sein (GINECO); Mario Negri Gynecologic Oncology (MaNGO); European Network of Gynaecological Oncological Trial Groups (ENGOT-OV-10); Gynecologic Cancer InterGroup (GCIG) Investigators. Carboplatin plus paclitaxel once a week versus every 3 weeks in patients with advanced ovarian cancer (MITO-7): a randomised, multicentre, open-label, phase 3 trial. Lancet Oncol 2014; **15**: 396-405
9) Vergote I, Tropé CG, Amant F, et al; European Organization for Research and Treatment of Cancer-Gynaecological Cancer Group; NCIC Clinical Trials Group. Neoadjuvant chemotherapy or primary surgery in stage IIIC or IV ovarian cancer. N Engl J Med 2010; **363**: 943-953
10) Kehoe S, Hook J, Nankivell M, et al. Primary chemotherapy versus primary surgery for newly diagnosed advanced ovarian cancer (CHORUS): an open-label, randomised, controlled, non-inferiority trial. Lancet 2015; **386**: 249-257
11) Armstrong DK, Bundy B, Wenzel L, et al; Gynecologic Oncology Group. Intraperitoneal cisplatin and paclitaxel in ovarian cancer. N Engl J Med 2006; **354**: 34-43
12) Burger RA, Brady MF, Bookman MA, et al; Gynecologic Oncology Group. Incorporation of bevacizumab in the primary treatment of ovarian cancer. N Engl J Med 2011; **365**: 2473-2483
13) Perren TJ, Swart AM, Pfisterer J, et al; ICON7 Investigators. A phase 3 trial of bevacizumab in ovarian cancer. N Engl J Med 2011; **365**: 2484-2496

CQ 12

組織型が腺がん，男性，造骨性骨転移のみ有し PSA 上昇を伴う原発不明がんに対する治療は？

推奨

- 精巣摘出術または LH-RH アゴニスト/アンタゴニストによるアンドロゲン除去療法(androgen deprivation therapy：ADT)を推奨する．
  【推奨度：強，エビデンスレベル：B】
- 骨転移巣に対する緩和的放射線療法を推奨する．
  【推奨度：強，エビデンスレベル：B】
- ADT 開始後早期にドセタキセル(±プレドニゾロン)による化学療法を行うことを推奨する．
  【推奨度：強，エビデンスレベル：B】

背景・目的

原発不明がん予後良好群(favorable subset)のひとつに男性患者，造骨性骨転移のみを認め，組織型が腺がん，PSA 上昇を伴う病型がある．この病型は，前立腺がん骨転移に準じる病態と考えられ，転移性前立腺がんに対する治療が推奨される．

解説

1．診断

骨転移は多くのがんで認められる遠隔転移の病態である．転移性骨腫瘍の原発巣は肺がん，乳がん，前立腺がん，甲状腺がん，腎細胞がんで約 80％を占める[1]．

転移性骨腫瘍は X 線写真の所見から溶骨性(osteolytic)，造骨性(osteoblastic)，混合型(mixed)に大別され[1]，約 80％は溶骨性を呈するとされる．造骨性骨転移をきたす悪性腫瘍には前立腺がん，髄芽腫，骨硬化型多発性骨髄腫(POEMS 症候群)などがあり，前立腺がんが最も多い[1]．

血清 PSA は，前向き試験において PSA＞10 ng/mL であれば 50～80％の症例に原発巣が見つかり，PSA＞100 ng/mL であれば遠隔転移を認めた(陽性的中率 100％)[2] と報告されている．

このため PSA は腫瘍量をよく反映し診断的価値が高い.

造骨性骨転移，血清 PSA 上昇を呈し，骨転移巣の生検で腺がんが認められれば，前立腺がん骨転移である可能性が高いと考えられる.

2. 治療

本疾患のみを対象とした治療に関する質の高いエビデンスは存在しないため，転移性前立腺がんと見なして前立腺がんに対する臓器特異的な治療を行うことが推奨される.

転移性前立腺がんに対する治療の第一選択は内分泌療法（アンドロゲン除去療法，androgen deprivation therapy：ADT）である. ADT 実施中に病勢進行した＝ADT 抵抗性の病態を去勢抵抗性前立腺がん（castrate resistant prostate cancer：CRPC），ADT 抵抗性に至っていない病態を去勢感受性前立腺がん（castrate naive prostate cancer：CNPC），として区別する．本項では CNPC に対する内分泌療法，放射線療法，bone modifying agents（BMA）による治療，化学療法について概説する．CRPC に対する治療については成書を参照されたい.

a）内分泌（アンドロゲン除去）療法

ADT には，直接精巣機能を抑制し血清アンドロゲン濃度を基準値以下とする去勢法，すなわち，①精巣を摘出する外科的去勢法（surgical castration），および②LH-RH アゴニスト（ゴセレリン，リュープロレリンなど）または LH-RH アンタゴニスト（デガレリクス）により下垂体からの LH/FSH 分泌を抑制する内科的去勢法（medical castration）と，③抗アンドロゲン薬（フルタミド，ビカルタミドなど）によりがん細胞に対するアンドロゲンの効果を遮断する方法が含まれる.

①精巣摘出術

精巣摘出は LH-RH アゴニストと同等の OS 延長効果があるとされる[3]．LH-RH アゴニストと比べて有害事象が同等以下という後方視的研究の結果も報告されており，コスト面も含め患者とよく相談して選択する必要がある.

②LH-RH アゴニスト

LH-RH アゴニスト単剤は薬物による ADT の標準レジメンである．初回投与後に LH/FSH の分泌が増加し血中テストステロン濃度が上昇する時期があり（フレア），前立腺がんが進行するリスクが高まる．これを防ぐために **LH-RH アゴニスト初回投与の 2 日以上前から抗アンドロゲン薬の投与を開始し，初回投与後少なくとも 1 週間程度継続することが勧められる**[4]．LH-RH アンタゴニストはこのフレアが出現しないため，抗アンドロゲン薬の併用を必要としない.

③抗アンドロゲン薬

外科的/内科的去勢により精巣由来のアンドロゲンが除去されていない状態での抗アンドロゲン薬単独療法は効果が乏しく，推奨されない[3].

④combined androgen blockade（CAB）

外科的/内科的去勢法と抗アンドロゲン薬を併用する combined androgen blockade（CAB）と去勢法単独を比較するランダム化比較試験（randomized controlled trial：RCT）が多数行われたが，複数の RCT および統合解析において CAB の優越性は証明されなかった．しかし，前述のごとく LH-RH アゴニスト投与開始時には抗アンドロゲン薬の併用が必要であり，一部の RCT で LH-RH アゴニスト単独療法に対する CAB（LH-RH アゴニスト＋抗アンドロゲン薬）の優越性が示されたこともあり[5]，近年は標準治療として CAB を採用する臨床試験も散見される.

b）放射線療法，bone modifying agents（BMA）

痛みを伴う少数の骨転移に対しては，放射線療法が有効である．骨転移に対する照射スケジュールを比較するRCTにおいて，30Gy/10回と8Gy/1回の奏効割合，3ヵ月後の除痛成功割合は同等との結果が示されている[6]．ただし，同試験では8Gy群の再治療割合が有意に高かったことも明らかになっており，スケジュールの選択には患者を交えた十分な議論が必要である．

多数の骨転移例への治療，治療抵抗例に対する再照射については成書を参照されたい．

破骨細胞の働きを抑制し骨破壊の進行を抑制するbone modifying agents（BMA）（ゾレドロン酸およびデノスマブ）により骨破壊の進行に伴う病的骨折，脊髄圧迫などの骨関連イベント（skeletal related events：SRE）予防効果が期待されるが，CNPCに対しては，初回SRE（手術・放射線療法開始を含む）発症までの期間（time to first SRE：TTfSRE）の有意な延長は認められなかった[7]．また，生存期間の改善も認められていない．したがって，**本疾患に対しADTが奏効している段階ではBMA投与は勧められない**（☞ CQ 19も参照のこと）．

c）化学療法

遠隔転移を伴うCNPCに対し，ADT開始後早期に行う化学療法の効果について検証するRCTが2件行われた．CHARRTED試験はドセタキセル6コース，STAMPEDE試験はドセタキセル＋プレドニゾロン6コースをADTに併用する試験治療群とADT単独群との比較解析が行われ，生存期間の有意な延長（中央値13〜15ヵ月）が示された[8,9]．以上より**ADT耐性でない本疾患患者にもドセタキセルを中心とした化学療法が推奨される**．

引用文献

1）Yu HM, Hoffe SE. Overview of the epidemiology, clinical presentation, diagnosis, and management of adult patients with bone metastasis. Drews RE, DeLaney TF, Abrahm J, Pollock RE (eds), Up To Date Inc. http://www.uptodate.com（最終アクセス2018年5月1日）

2）Rana A, Karamanis K, Lucas MG, Chisholm GD. Identification of metastatic disease by T category, gleason score and serum PSA level in patients with carcinoma of the prostate. Br J Urol 1992; **69**: 277-281

3）Mohler JL, Antonarakis ES, Armstrong A, et al. NCCN Clinical Practice Guidelines in Oncology, Prostate Cancer. 2017 https://www.nccn.org/professionals/physician_gls/pdf/prostate.pdf（最終アクセス2018年5月1日）

4）Labrie F, Dupont A, Belanger A, Lachance R. Flutamide eliminates the risk of disease flare in prostatic cancer patients treated with a luteinizing hormone-releasing hormone agonist. J Urol 1987; **138**: 804-806

5）Akaza H, Hinotsu S, Usami M, et al. Combined androgen blockade with bicalutamide for advanced prostate cancer: long-term follow-up of a phase 3, double-blind, randomized study for survival. Cancer 2009; **115**: 3437-3445

6）Hartsell WF, Scott CB, Bruner DW, et al. Randomized trial of short- versus long-course radiotherapy for palliation of painful bone metastases. J Natl Cancer Inst 2005; **97**: 798-804

7）Smith MR, Halabi S, Ryan CJ, et al. Randomized controlled trial of early zoledronic acid in men with castration-sensitive prostate cancer and bone metastases: results of CALGB 90202 (alliance). J Clin Oncol 2014; **32**: 1143-1150

8）Sweeney CJ, Chen YH, Carducci M, et al. Chemohormonal therapy in metastatic hormone-sensitive prostate cancer. N Engl J Med 2015; **373**: 737-746

9）James ND, Sydes MR, Clarke NW, et al. Addition of docetaxel, zoledronic acid, or both to first-line long-term hormone therapy in prostate cancer (STAMPEDE): survival results from an adaptive, multiarm, multistage, platform randomised controlled trial. Lancet 2016; **387**: 1163-1177

CQ 13

原発不明がんで扁平上皮がんの頸部リンパ節転移のみ有する患者に対する治療は？

推奨

- **切除可能例に対しては，手術（頸部郭清術），放射線療法のいずれかひとつまたは両者の併用を推奨する．**

【推奨度：強，エビデンスレベル：C】

- **リンパ節節外浸潤（ECE）陽性例に対しては，手術（頸部郭清術）＋術後同時併用化学放射線療法（concurrent chemoradiotherapy：CRT）が推奨される．なお，高リスク例（ECE 陽性，切除不能など）に対し，根治的 CRT も選択肢となる．**

【推奨度：強，エビデンスレベル：C】

背景・目的

原発不明扁平上皮がん頸部リンパ節転移（squamous cell carcinoma metastatic to cervical lymph node from unknown primary：SCCUP-CLN）は，局所進行頭頸部扁平上皮がん（locally advanced squamous cell carcinoma of the head and neck：LA-SCCHN）に準じた病態と考えられる原発不明がん予後良好群（favorable subset）の一病態である．治療は LA-SCCHN に準じて行われ，その予後も LA-SCCHN とほぼ同等とされる．本項では遠隔転移を伴わない SCCUP-CLN の診断・治療について述べる．

SCCUP-CLN の治療についての前向き試験はなく，すべて後方視的研究である．

解説

1．診断

本項では，①視触診で頸部領域に限局した，かつ鎖骨上窩単独でない腫大リンパ節を認める，②上気道粘膜の網羅的検索（口腔・中咽頭視触診および可撓性ファイバースコープによる上気道観察）で原発巣を認めない，③リンパ節生検（針生検を含む）で扁平上皮がんと確定診断されている，の 3 点を満たした臨床的 SCCUP-CLN の治療前評価について述べる．

a）HPV 検索

ヒトパピローマウイルス（human papilloma virus：HPV）は中咽頭がん発症との因果関係があ

り，中咽頭がんの約50％でHPVが検出される一方，中咽頭がん以外のSCCHNからHPVが検出されることはまれで[1]，実質的に中咽頭がんのマーカーと見なせる．HPVの検出法は，サロゲートマーカーであるp16タンパクを検出する免疫組織化学（immunohistochemistry：IHC）が広く用いられている．

b）EBV検索

Epstein-Barrウイルス（EBV）は上咽頭がん発症との因果関係が示されており，PCRによるmRNA検査は90％以上の感度，特異度で上咽頭がんとその他のSCCHNを鑑別できる[2]．EBV encoded RNA-1（EBER-1）mRNAプローブを用いたISHはPCRよりも検出感度が高いことが報告されており[3]，近年普及しつつある．

c）画像診断

進行度評価と原発巣検索の両方の目的で，造影剤を用いたCTまたはMRIが推奨される．FDG-PET（またはPET/CT）は，スクリーニング検査（上気道ファイバースコピーと造影CT/MRI）で原発巣を同定できなかった患者の約30％に原発巣を同定できた[4]．また後述の全身麻酔下生検における検出率の向上も示されている[5]．PET/CTはPET単独よりも原発巣同定割合が改善するが[6]，CTの解像度が低かったり造影剤を使用しないと精度が低下するので注意が必要である．

d）全身麻酔下汎内視鏡検査，標的生検

原発巣検索としては**全身麻酔下に鼻腔，口腔，上中下咽頭，喉頭の視触診，硬性または可撓性内視鏡および喉頭直達鏡（汎内視鏡検査，pan-endoscopy）による観察を行い，疑わしい病変から標的生検（target biopsy）を行うことが勧められる**[7]．肉眼的正常粘膜から採取した生検検体の20％前後に原発腫瘍が確認されたとの報告もあり[8]，疑わしい病変を認めない場合にはランダム生検も許容される．これら標準的なwork upによりSCCUP-CLNの50％以上で原発巣を同定できたと報告されている[9]．

e）扁桃摘出術，舌根切除生検

近年，SCCUP-CLNの多くが扁桃・舌根原発のHPV関連中咽頭がんであることが明らかになり[8]，扁桃摘出術（患側または両側）[8,10]および経口的ロボット手術（transoral robotic surgery：TORS）を用いた舌扁桃切除[11]の有効性が報告されている．また，ある後方視的解析では，原発巣同定目的の扁桃摘出術でT0を確認された患者は，扁桃摘出術を行われなかった患者よりも予後良好であったと報告されており[12]，扁桃摘出術は原発巣検索を兼ねた治療法として確立されつつある．

f）病期分類

従来SCCUP-CLNの進行度分類は存在しなかったが，**2017年1月にUnion for International Cancer Control（UICC）分類が改訂され（第8版）**[13]**，十分な検索が行われたSCCUP-CLNを，T分類がT0の原発不明がんとする規定が新設された**．新分類を適用するにはリンパ節転移検体におけるEBVおよびHPV（またはp16）を検索しウイルス関連がんを除外する必要があり，これらが検出された場合はそれぞれ上咽頭がん，中咽頭がんp16陽性例の進行度分類を適用する．

ウイルス関連がんを除いたSCCUP-CLNのN分類，Stage分類には第8版のp16陰性中咽頭がん/下咽頭がん/喉頭がんと同じ分類が適用される．第8版より臨床的/病理学的にリンパ節節外浸潤（extracapsular extension：ECE）を認めた場合，N分類をN3bとする規定が新設された．N-stageとECEは複数の後方視的解析で独立した予後因子としてあげられており[12,14]，その結果が進行度分類にも反映されたと考えられる．

2．治療

a）N1（一部 N2a を含む）かつ ECE 陰性患者

①手術単独療法

手術は肉眼的病変の制御のために古くから行われてきた治療法であり，主要な術式は内頸静脈周囲のリンパ組織を一塊にして切除する頸部郭清術（neck dissection：ND）である．術式による治療成績の優劣を示したエビデンスはないが[15]，頸部リンパ節病変の完全切除を目指して術式のプランニングが行われる．N1（一部 N2a を含む）かつ ECE 陰性患者に対しては手術単独[16～18]で比較的良好な予後が得られると報告されている．

②放射線単独療法

N1（一部 N2a を含む）かつ ECE 陰性患者に対しては放射線療法（radiotherapy：RT）単独[19,20]で比較的良好な予後が得られると報告されている．

b）N2 以上または ECE 陽性例

①手術＋術後 RT

手術単独と手術＋術後 RT の比較[16,21]，または RT 単独と手術＋術後 RT の比較[16,22～25]において，術後 RT または先行頸部郭清（upfront ND）の追加による予後改善について一致した結果は得られていない．しかし，頸部リンパ節に対する手術後に RT を行うことで 5 年生存割合 48～74％と LA-SCCHN と同等以上の治療成績が報告されている[26,27]．

②手術＋術後 CRT

N2 以上または ECE 陽性例に対し，シスプラチン単剤（100 mg/m^2，3 週毎，3 コース）を併用し良好な成績が報告されている[28]．また．口腔・中下咽頭・喉頭原発 SCC 術後再発ハイリスク例（原発巣切除断端陽性または ECE 陽性）を対象とする 2 つのランダム化比較試験の統合解析で，術後 RT への化学療法併用による予後改善効果が示されている[29]．このエビデンスを外挿して **SCCUP-CLN ECE 陽性例に対し術後 CRT を行うことは妥当と考えられる**．

③根治的 CRT

SCCUP-CLN 患者に対する根治的 CRT は，後方視的研究で良好な成績が報告されている[30]ものの，質の高いエビデンスはない．LA-SCCHN を対象とした前向き第 III 相試験[31,32]および統合解析[33]で根治的 RT に対する根治的 CRT の優越性が認められる，および切除不能例においてRT 単独治療の成績が不良である[16]，などの知見から，**根治的 CRT は選択肢のひとつと考えられる**．

④放射線療法の照射範囲

放射線療法の照射野について，患側および健側頸部，咽頭後（Rouvier）リンパ節，微小原発巣が潜在すると考えられる粘膜を含めた広汎照射と患側頸部のみへ限局した選択的照射のいずれが勧められるかが古くから議論されてきた．広汎照射の意義を検証する第 III 相ランダム化比較試験 EORTC 22205/24001 が行われたが集積不良のため早期中止となった．このため，広汎照射のエビデンスは後方視的研究のみである．

治療後に原発巣が出現した症例は，出現しなかった症例よりも予後不良であることが報告された[12]．さらに，強度変調放射線療法（IMRT）の導入により粘膜毒性が軽減されたことなどから，粘膜を照射野に含める方法が一般的である[7]．**粘膜への照射範囲は，上・中咽頭がんが疑われる場合には上・中咽頭のみを含めて下咽頭・喉頭を外し，頸部病変が Level III～IV に偏り下咽頭・**

喉頭がんが疑われる場合は下咽頭・喉頭を含めるべきとされている[7].

粘膜への照射線量は，食道狭窄のリスクおよび制御に必要な線量を考慮し，健側頸部・粘膜への予防照射，特に咽頭全体に照射する場合には 50Gy まで，郭清後の腫瘍床，頸部のハイリスク領域には 60Gy，現存する肉眼的病変には 70Gy を照射すべきとされている[7].

引用文献

1) Begum S, Gillison ML, Nicol TL, Westra WH. Detection of human papillomavirus-16 in fine-needle aspirates to determine tumor origin in patients with metastatic squamous cell carcinoma of the head and neck. Clin Cancer Res 2007; **13**: 1186-1191

2) Yap YY, Hassan S, Chan M, et al. Epstein-Barr virus DNA detection in the diagnosis of nasopharyngeal carcinoma. Otolaryngol Head Neck Surg 2007; **136**: 986-991

3) Lee WY, Hsiao JR, Jin YT, Tsai ST. Epstein-Barr virus detection in neck metastases by in-situ hybridization in fine-needle aspiration cytologic studies: an aid for differentiating the primary site. Head Neck 2000; **22**: 336-340

4) Johansen J, Buus S, Loft A, et al. Prospective study of 18FDG-PET in the detection and management of patients with lymph node metastases to the neck from an unknown primary tumor: results from the DAHANCA-13 study. Head Neck 2008; **30**: 471-478

5) Rudmik L, Lau HY, Matthews TW, et al. Clinical utility of PET/CT in the evaluation of head and neck squamous cell carcinoma with an unknown primary: a prospective clinical trial. Head Neck 2011; **33**: 935-940

6) Keller F, Psychogios G, Linke R, et al. Carcinoma of unknown primary in the head and neck: comparison between positron emission tomography (PET) and PET/CT. Head Neck 2011; **33**: 1569-1575

7) Benjamin E, Sue S. Head and neck squamous cell carcinoma of unknown primary. Marshall R Posner, Bruce E Brockstein, David M Brizel, Marvin P Fried, Michael E Ross (eds), Up To Date Inc. http://www.uptodate.com（最終アクセス 2018 年 5 月 1 日）

8) Cianchetti M, Mancuso AA, Amdur RJ, et al. Diagnostic evaluation of squamous cell carcinoma metastatic to cervical lymph nodes from an unknown head and neck primary site. Laryngoscope 2009; **119**: 2348-2354

9) Jones AS, Cook JA, Phillips DE, Roland NR. Squamous carcinoma presenting as an enlarged cervical lymph node. Cancer 1993; **72**: 1756-1761

10) Waltonen JD, Ozer E, Schuller DE, Agrawal A. Tonsillectomy vs. deep tonsil biopsies in detecting occult tonsil tumors. Laryngoscope 2009; **119**: 102-106

11) Mehta V, Johnson P, Tassler A, et al. A new paradigm for the diagnosis and management of unknown primary tumors of the head and neck: a role for transoral robotic surgery. Laryngoscope 2013; **123**: 146-151

12) Issing WJ, Taleban B, Tauber S. Diagnosis and management of carcinoma of unknown primary in the head and neck. Eur Arch Otorhinolaryngol 2003; **260**: 436-443

13) O'Sullivan B, Mason M, Asamura H, et al (eds). Head and Neck Tumours; Unknown Primary - Cervical Nodes, 8th Ed, John Wiley & Sons, Oxford, 2017

14) Grau C, Johansen LV, Jakobsen J, et al. Cervical lymph node metastases from unknown primary tumours. Results from a national survey by the Danish Society for Head and Neck Oncology. Radiother Oncol 2000; **55**: 121-129

15) Dragan AD, Nixon IJ, Guerrero-Urbano MT, et al. Selective neck dissection as a therapeutic option in management of squamous cell carcinoma of unknown primary. Eur Arch Otorhinolaryngol 2014; **271**: 1249-1256

16) Iganej S, Kagan R, Anderson P, et al. Metastatic squamous cell carcinoma of the neck from an unknown primary: management options and patterns of relapse. Head Neck 2002; **24**: 236-246

17) Patel RS, Clark J, Wyten R, et al. Squamous cell carcinoma from an unknown head and neck primary site: a "selective treatment" approach. Arch Otolaryngol Head Neck Surg 2007; **133**: 1282-1287

18) Coster JR, Foote RL, Olsen KD, et al. Cervical nodal metastasis of squamous cell carcinoma of unknown origin: indications for withholding radiation therapy. Int J Radiat Oncol Biol Phys 1992; **23**: 743-749

19) Colletier PJ, Garden AS, Morrison WH, et al. Postoperative radiation for squamous cell carcinoma metastatic to cervical lymph nodes from an unknown primary site: outcomes and patterns of failure. Head Neck 1998; **20**: 674-681

20) Aslani M, Sultanem K, Voung T, et al. Metastatic carcinoma to the cervical nodes from an unknown head

and neck primary site: Is there a need for neck dissection? Head Neck 2007; **29**: 585-590
21) Mistry RC, Qureshi SS, Talole SD, Deshmukh S. Cervical lymph node metastases of squamous cell carcinoma from an unknown primary: outcomes and patterns of failure. Indian J Cancer 2008; **45**: 54-58
22) Reddy SP, Marks JE. Metastatic carcinoma in the cervical lymph nodes from an unknown primary site: results of bilateral neck plus mucosal irradiation vs. ipsilateral neck irradiation. Int J Radiat Oncol Biol Phys 1997; **37**: 797-802
23) Erkal HS, Mendenhall WM, Amdur RJ, et al. Squamous cell carcinomas metastatic to cervical lymph nodes from an unknown head-and-neck mucosal site treated with radiation therapy alone or in combination with neck dissection. Int J Radiat Oncol Biol Phys 2001; **50**: 55-63
24) Beldi D, Jereczek-Fossa BA, D'Onofrio A, et al. Role of radiotherapy in the treatment of cervical lymph node metastases from an unknown primary site: retrospective analysis of 113 patients. Int J Radiat Oncol Biol Phys 2007; **69**: 1051-1058
25) Balaker AE, Abemayor E, Elashoff D, St John MA. Cancer of unknown primary: does treatment modality make a difference? Laryngoscope 2012; **122**: 1279-1282
26) Strojan P, Kokalj M, Zadnik V, et al. Squamous cell carcinoma of unknown primary tumor metastatic to neck nodes: role of elective irradiation. Eur Arch Otorhinolaryngol 2016; **273**: 4561-4569
27) Lou J, Wang S, Wang K, et al. Squamous cell carcinoma of cervical lymph nodes from an unknown primary site: the impact of neck dissection. J Cancer Res Ther 2015; **11** (Suppl 2): C161-C167
28) Shehadeh NJ, Ensley JF, Kucuk O, et al. Benefit of postoperative chemoradiotherapy for patients with unknown primary squamous cell carcinoma of the head and neck. Head Neck 2006; **28**: 1090-1098
29) Bernier J, Cooper JS, Pajak TF, et al. Defining risk levels in locally advanced head and neck cancers: a comparative analysis of concurrent postoperative radiation plus chemotherapy trials of the EORTC (#22931) and RTOG (# 9501). Head Neck 2005; **27**: 843-850
30) Eldeeb H, Hamed RH. Squamous cell carcinoma metastatic to cervical lymph nodes from unknown primary origin: the impact of chemoradiotherapy. Chin J Cancer 2012; **31**: 484-490
31) Adelstein DJ, Li Y, Adams GL, et al. An intergroup phase III comparison of standard radiation therapy and two schedules of concurrent chemoradiotherapy in patients with unresectable squamous cell head and neck cancer. J Clin Oncol 2003; **21**: 92-98
32) Forastiere AA, Goepfert H, Maor M, et al. Concurrent chemotherapy and radiotherapy for organ preservation in advanced laryngeal cancer. N Engl J Med 2003; **349**: 2091-2098
33) Pignon JP, le Maitre A, Maillard E, Bourhis J. Meta-analysis of chemotherapy in head and neck cancer (MACH-NC): an update on 93 randomised trials and 17,346 patients. Radiother Oncol 2009; **92**: 4-14

CQ 14

原発不明がんで扁平上皮がんの鼠径リンパ節転移のみ有する患者に対する治療は？

推奨

- **遠隔転移がない場合の治療選択肢として，手術（鼠径リンパ節郭清），根治的放射線療法，根治的化学放射線療法（CRT）を推奨する．**

【推奨度：強，エビデンスレベル：C】

背景・目的

原発不明扁平上皮がん鼠径リンパ節転移（squamous cell carcinoma of unknown primary of inguinal lymph node metastasis：SCCUP-ILN）は，原発不明がんの予後良好群（favorable subset）と位置づけられている．この疾患群は直腸肛門，泌尿生殖器，会陰部皮膚などに原発巣があると考えられ，これらのがんに対する部位特異的な治療が行われている．

解説

1．診断

鼠径リンパ節転移を有する患者 2,232 例を対象とした観察研究では，99％の患者で子宮頸部・膣・外陰，肛門直腸，陰茎，鼠径–会陰部の皮膚などに原発巣が同定された[1]．また，上記部位に発生した原発がんの患者中，診断時点での領域リンパ節転移例の割合は子宮頸がん 36％[2]，膣がん 24％[3]，外陰がん 10～30％[2,4]，肛門管がん 32％[2]，陰茎がん 30～60％[5,6]と報告されている．以上の結果より，SCCUP-ILN 患者の原発巣検索では，これらの部位を入念に検索すべきと考えられる．

ヒトパピローマウイルス（human papilloma virus：HPV）は子宮頸がん，膣がん，外陰がん，肛門管がん，陰茎がんなどの原因病原体と考えられており，鼠径リンパ節から採取した腫瘍検体中に HPV が検出された場合，これらのがんである可能性が示唆される．

原発巣の同定可能な場合は，診断に応じて既存のエビデンスおよびガイドラインに基づいて推奨される治療を行うことが勧められる．

2. 治療

SCCUP-ILN に対する治療に関する前向き研究のエビデンスは存在せず，いずれも症例報告や小規模な症例集積研究のみである．

遠隔転移がない局所進行例に対する治療法としては，転移リンパ節の外科的切除（リンパ節郭清術）および根治的放射線療法があげられる．原発不明がん鼠径リンパ節転移 56 例の後方視的研究では，手術療法群（摘出生検 9，リンパ節郭清 8）の生存期間中央値 18〜20 ヵ月，5 年生存割合 12.5〜33%であった．一方，根治的放射線療法群（$n=17$）はそれぞれ 27 ヵ月，35%であり，手術療法とともに放射線療法も根治治療となりうることが示されている[7]．

化学療法を同時併用する根治的化学放射線療法（chemoradiotherapy：CRT）の有効性を示す研究結果も報告されている．SCCUP-CLN 9 例を対象とした後方視的研究では，フルオロウラシル＋シスプラチン（FP）またはフルオロウラシル＋マイトマイシン C を同時併用する根治的 CRT（総線量 50.4〜55.0 Gy）を受けた例では，観察期間 10〜78 ヵ月（中央値 56 ヵ月）で局所再発，死亡ともに 0 例と良好な成績が報告されており[8]，根治的 CRT が治療選択肢となりうることが示された．

以上より，**SCCUP-ILN 局所進行例に対しては，手術，根治的放射線療法，根治的 CRT が治療選択肢となりうる**．

引用文献

1) Zaren HA, Copeland EM 3rd. Inguinal node metastases. Cancer 1978; **41**: 919-923
2) National Cancer Institute, Surveillance, Epideiology and End Results program https://seer.cancer.gov/statfacts/html/vulva.html（最終アクセス 2018 年 5 月 1 日）
3) Hacker NF, Eifel PJ. Vaginal cancer. Gynecologic Oncology, 6th Ed, Berek JS, Hacker NF (eds), Lippincott Williams & Wilkins, Philadelphia, 2015: p.608
4) Hacker NF, Nieberg RK, Berek JS, et al. Superficially invasive vulvar cancer with nodal metastases. Gynecol Oncol 1983; **15**: 65-77
5) Pettaway CA. Carcinoma of the penis: clinical presentation, diagnosis, and staging. Richie JP (ed), Up To Date Inc.　http://www.uptodate.com（最終アクセス 2018 年 5 月 1 日）
6) Heyns CF, Mendoza-Valdes A, Pompeo AC. Diagnosis and staging of penile cancer. Urology 2010; **76** (2 Suppl 1): S15-S23
7) Guarischi A, Keane TJ, Elhakim T. Metastatic inguinal nodes from an unknown primary neoplasm: a review of 56 cases. Cancer 1987; **59**: 572-577
8) Joseph K, Sawyer MB, Amanie J, et al. Carcinoma of unknown primary in the inguinal lymph node region of squamous cell origin: a case series. Pract Radiat Oncol 2014; **4**: 404-408

CQ 15

原発不明がんで組織型が神経内分泌腫瘍の場合の治療は？

推奨

- 進行期高分化神経内分泌腫瘍（NET G1〜2）に対し，中腸原発と強く疑われる場合にはソマトスタチンアナログ（オクトレオチドまたはランレオチド）を推奨する．
  【推奨度：弱，エビデンスレベル：B】
- 進行期高分化神経内分泌腫瘍（NET G1〜2）に対し，肺または消化管原発と強く疑われる場合にはエベロリムスを推奨する．
  【推奨度：弱，エビデンスレベル：B】
- 低分化神経内分泌がん（NEC G3）に対し小細胞肺がんに準じたプラチナ製剤を含む化学療法を推奨する．
  【推奨度：強，投票一致率：78%，エビデンスレベル：B】

背景・目的

原発不明がんの予後良好群（favorable subset）のひとつに組織型が神経内分泌腫瘍の場合がある．その臨床経過は比較的緩徐なものから急速に進行するものまで様々であるが，適切な治療により良好な予後を得られる可能性がある．原発不明がんの組織型が神経内分泌腫瘍であった場合の治療方針とその成績について考察する．

解説

1. 診断

神経内分泌腫瘍の病理組織分類には World health organization（WHO）分類[1]，European neuroendocrine tumor society（ENETS）分類[2]などがあり，いずれも細胞分裂数，Ki-67 index により Grade 1 から 3 に分類される．臨床的には比較的進行が緩やかな高分化神経内分泌腫瘍（well differentiated neuroendocrine tumor：WDNET）と進行が急速な低分化神経内分泌がん（poorly differentiated neuroendocrine carcinoma：PDNEC）に大別され，それぞれ病理組織分類の Grade 1〜2 と Grade 3 に相当する．両者は薬物療法への反応性や予後がまったく異なるため，まず上記分類に従いいずれに該当するのかを明らかにする必要がある．なお，膵神経内分泌腫瘍（PNET）については2017 WHO分類において高分化型（Grade 1～3），低分化型（小細胞がん，大細胞がん）に分類された．

神経内分泌腫瘍の原発部位は消化管・膵，肺・胸腺が多く，消化管原発例は，前腸（Foregut，胃–十二指腸），中腸（Midgut，空腸–虫垂），後腸（Hindgut，結腸–直腸）に細分される．神経内分泌腫瘍全体における原発不明例の割合は，12.3％と報告されている[3]．

WDNETの多くはソマトスタチン受容体（somatostatin receptor：SSTR）を発現しており，ラジオアイソトープ標識ソマトスタチンアナログであるインジウム111（^{111}In）-ペンテトレオチドを核種に用いたシンチグラフィー（オクトレオスキャン®）で80％は描出可能との報告があり[4]，原発巣検索に有用と考えられる（2015年より国内保険適用）．一方，悪性腫瘍の進行度評価に一般的に用いられる18-fluorodeoxyglucose（FDG）-PETは，WDNETの検出割合が低い．逆にPDNECはSSTRの発現が少ないためソマトスタチンアナログシンチグラフィーの検出割合が低く，FDG-PETのほうが有用とされる．上記の機能的画像診断と通常のCTおよびMRI（特に肝・膵），上部/下部内視鏡検査，カプセル内視鏡，超音波内視鏡（EUS）などを組み合わせて原発巣を十分に検索する．

2. 治療

a）WDNET

①手術療法

初期診断が原発不明神経内分泌腫瘍とされた症例のうち，肝転移例や腹腔内単発腫瘤は小腸原発である可能性が高く，外科的切除により良好な腫瘍の制御を得られる可能性がある[5]．そのため，**手術適応例には適切に外科治療を行うことが勧められる**[6]．詳細は各種ガイドラインを参照されたい．

②ソマトスタチンアナログ

1980年代にオクトレオチド酢酸塩がカルチノイド症候群の症状を軽快させることが示された[7]．次いでオクトレオチド徐放剤（LAR），ランレオチドLARの2剤について，遠隔転移を伴う消化管（および膵）NET G1～2を対象にプラセボ対照二重盲検化第Ⅲ相ランダム化比較試験（PROMID試験[8]およびCLARINET試験[9]）が行われ，time to tumor progression（TTP）またはprogression free survival（PFS）の有意な延長が認められた．なお，生存期間の有意な延長は示されていない．

これら2試験はいずれも，原発不明のNETも対象に含まれ（21例，26例），**ソマトスタチンアナログは原発不明のNETに対する治療として推奨される**．

③エベロリムス

肺および消化管原発非機能性NET G1～2患者を対象にエベロリムスとプラセボを比較する第Ⅲ相ランダム化比較試験（RADIANT-4）が行われ，エベロリムス群でPFSの延長が認められた[10]．同試験には原発不明のNET G1～2が36例組み入れられており，原発不明例に限るとエベロリムス群におけるPFS延長効果は認められたが有意ではなかった．したがって，**肺・消化管原発が強く疑われる症例に対してのみエベロリムスが推奨される**．

b）PDNEC

PDNECは小細胞肺がんに近い臨床経過をとる．一般的に化学療法感受性は高く，プラチナ製剤を含む化学療法で奏効割合40～70％，PFS中央値8ヵ月前後，生存期間中央値15ヵ月前後が期待される[11,12]．

最適な化学療法レジメンを定める第Ⅲ相試験は行われておらず，小細胞肺がんに準じるシスプラチン＋エトポシド療法が行われることが多い[11,12]．シスプラチン＋イリノテカンも原発不明を含む PDNEC に対し同様の成績が報告されており[13]，選択肢となる．

引用文献

1) Rindi G, Arnold R, Bosman FT et al. Nomenclature and classification of neuroendocrine neoplasms of the digestive system. WHO Classification of Tumours of the Digestive System, 4th Ed, Bosman TF, Carneiro F, Hruban RH, ND T (eds), International Agency for Research on cancer (IARC), Lyon, 2010: p.13
2) Klimstra DS, Modlin IR, Coppola D, et al. The pathologic classification of neuroendocrine tumors: a review of nomenclature, grading, and staging systems. Pancreas 2010; **39**: 707-712
3) Scoazec JY, Couvelard A, Monges G, et al. Professional Practices and Diagnostic Issues in Neuroendocrine Tumour Pathology: Results of a Prospective One-Year Survey among French Pathologists (the PRONET Study). Neuroendocrinology 2017; **105**: 67-76
4) Catena L, Bichisao E, Milione M, et al. Neuroendocrine tumors of unknown primary site: gold dust or misdiagnosed neoplasms? Tumori 2011; **97**: 564-567
5) Bergsland EK, Nakakura EK. Neuroendocrine tumors of unknown primary: is the primary site really not known? JAMA Surg 2014; **149**: 889-890
6) Wang SC, Parekh JR, Zuraek MB, et al. Identification of unknown primary tumors in patients with neuroendocrine liver metastases. Arch Surg 2010; **145**: 276-280
7) Kvols LK, Moertel CG, O'Connell MJ, et al. Treatment of the malignant carcinoid syndrome. Evaluation of a long-acting somatostatin analogue. N Engl J Med 1986; **315**: 663-666
8) Rinke A, Muller HH, Schade-Brittinger C, et al. Placebo-controlled, double-blind, prospective, randomized study on the effect of octreotide LAR in the control of tumor growth in patients with metastatic neuroendocrine midgut tumors: a report from the PROMID Study Group. J Clin Oncol 2009; **27**: 4656-4663
9) Caplin ME, Pavel M, Cwikla JB, et al. Lanreotide in metastatic enteropancreatic neuroendocrine tumors. N Engl J Med 2014; **371**: 224-233
10) Yao JC, Fazio N, Singh S, et al. Everolimus for the treatment of advanced, non-functional neuroendocrine tumours of the lung or gastrointestinal tract (RADIANT-4): a randomised, placebo-controlled, phase 3 study. Lancet 2016; **387**: 968-977
11) Moertel CG, Kvols LK, O'Connell MJ, Rubin J. Treatment of neuroendocrine carcinomas with combined etoposide and cisplatin. Evidence of major therapeutic activity in the anaplastic variants of these neoplasms. Cancer 1991; **68**: 227-232
12) Mitry E, Baudin E, Ducreux M, et al. Treatment of poorly differentiated neuroendocrine tumours with etoposide and cisplatin. Br J Cancer 1999; **81**: 1351-1355
13) Nakano K, Takahashi S, Yuasa T, et al. Feasibility and efficacy of combined cisplatin and irinotecan chemotherapy for poorly differentiated neuroendocrine carcinomas. Jpn J Clin Oncol 2012; **42**: 697-703

CQ 16

50歳未満の男性で正中線上に病変が分布する低・未分化がんである原発不明がんに対する治療は？

推奨

- 胚細胞腫瘍や悪性リンパ腫を含む造血系腫瘍の検索を十分に行う．原発巣が不明で免疫組織化学検査などで腫瘍組織が胚細胞腫瘍であることが示唆される場合には，胚細胞腫瘍に準じてシスプラチンを含む化学療法を行うことを推奨する．

【推奨度：強，エビデンスレベル：C】

背景・目的

①50歳未満の男性，②体の中心線上に分布する病変で，③病理組織学的に低・未分化がんと診断される場合は予後良好群のひとつとして知られている．このような場合，治療の方針はどうあるべきなのかを検証した．

解説

鎖骨上や縦隔，後腹膜あるいは多発肺転移など体の中心線上に分布する腫瘍（②）を認めた場合，胚細胞腫瘍や悪性リンパ腫，神経内分泌腫瘍や肉腫など様々な疾患が鑑別にあがる．最も重要なのは治癒が可能な疾患群を見逃さないことであり，**迅速，かつ確実に，胚細胞腫瘍や造血系腫瘍（特に悪性リンパ腫）を除外することが重要である**[1]．そのため積極的に腫瘍生検による病理組織学的検索を行うと同時に，特に50歳以下の場合（①）には原発巣検索の一環としてβ-hCG，AFPを測定し，精巣腫瘤の有無を超音波検査により確認する．病変の分布の評価には胸部・腹部・骨盤部CTが有用である[2]．

胚細胞腫瘍では腫瘍組織の免疫組織化学検査で，胎盤性アルカリホスファターゼ，Oct3/4，SALL4などが陽性となることが多い．近年では病理組織学的診断や遺伝子検査などの精度が向上し，原発が同定される割合が増えてきていることから，早期に専門施設に相談することが勧められる（☞ **総論**参照）．

上記検査の結果，**性腺あるいは性腺外の胚細胞腫瘍（germ cell tumor：GCT）の診断が確定した場合には，シスプラチンを含む化学療法および外科切除を中心とする集学的治療を行う**[2]．

治療によって妊孕性の低下が予測される場合には，あらかじめ治療前に患者の挙児希望の有無について確認し，精子（卵子）凍結など生殖医療につき生殖医療専門医と連携することも勧められる[2]．

1．性腺外胚細胞腫瘍（extragonadal germ cell tumor：EGCT）

性腺外より発生した性腺原発の胚細胞腫瘍と同様の組織型を呈する腫瘍で，全胚細胞腫瘍全体の2～5％を占める．好発年齢は20～35歳で，90％以上は男性である．発生部位は，縦隔が最多（50～70％）で，後腹膜（30～40％）がこれに続く．化学療法の感受性が高く，**化学療法および外科切除を中心とする集学的治療により治癒が可能**である．放射線療法については，感受性は高いものの，縦隔原発性腺外セミノーマに対して初回治療として放射線療法を受けた症例は化学療法を受けた症例よりも予後不良であったことから，初回治療としては勧められない[2]．

ただし，治療後のEGCT 635例（うち53％は縦隔原発）のコホート研究では，診断からの中央値5年時点で，4.1％に精巣腫瘍を発症し，異時性精巣腫瘍の10年累計発症リスクは10.3％であった．EGCT治療終了後の異時性精巣腫瘍の発生する可能性と同様，原発不明がんとされた症例のなかにも，異時性に原発が明らかとなる可能性があることに注意する（☞ CQ 21 参照）．

これとは別に，**①，②を満たすが病理学的に胚細胞腫瘍と診断が確定しない症例のうち，③低分化あるいは未分化がんとされる集団のなかにも，EGCTのように④放射線療法あるいは化学療法の奏効率が高いものがある**．extragonadal germ cell cancer syndrome[3]とも呼ばれ，可能であればシスプラチンを含む化学療法を少なくとも1～2コース行い，奏効した経過をもって臨床的に区別される．5～15％前後で⑤hCGあるいはAFPの上昇があり，25％に12番染色体の異常も認められる[4]．Hainsworthらの報告によると，①～⑤のいずれかを満たす原発不明低分化がん患者220例中，胚細胞腫瘍に有効なシスプラチンを含んだ治療，PVeB療法（シスプラチン・ビンブラスチン・ブレオマイシン）あるいはBEP療法（ブレオマイシン・エトポシド・シスプラチン）を行った結果，奏効率は63％，完全寛解率は26％であった．生存期間中央値は12ヵ月であり，16％の患者は最低5年以上無再発生存していた[5]．

一方で，本CQには以下に示すような化学療法抵抗性で予後不良の集団も含まれる．そのため，**化学療法抵抗性の経過の場合には，限局していれば外科切除や放射線療法，あるいは早期からサポーティブケアの導入を考慮することも重要である**．

2．NUT midline carcinoma（NMC）

代表的なものではt(15;19)(q13.2;p13.1)転座によるBRD4-NUT融合がん遺伝子により発症し[6]，形態学的には一部扁平上皮成分を伴う低分化がんで，単一形の様相を呈する．正中線上に病変が分布するなどEGCTと似た特徴を持つが，0～78歳と幅広い年齢に発症し，化学療法抵抗性で，生存期間中央値は28週～6.7ヵ月と非常に悪性度の高いがんである[7,8]．57％は胸郭（主に縦隔），35％は頭頸部で見つかることもある．頭頸部がん，非小細胞肺がん，悪性リンパ腫，肉腫に準じた治療の報告も散見されるがこれまでのところ有効なものはなく，限局していれば外科切除や放射線療法を初期に行うことが最も有効とされる[8]．

30％以下にNUT（精巣にある核タンパク）転座のvariantも見つかっているが，Haackらによると NUTのモノクローナル抗体によって感度87％，特異度100％で診断される[9]．ヒストンアセチルトランスフェラーゼ活性を抑える影響で細胞不死化と上皮への分化を阻害するとも考えられており，HDAC阻害薬であるVorinostat[10]や，BRD3・BRD4ブロモドメイン阻害薬（BET

阻害薬)[11] の効果も検証されている.

3. 体細胞型悪性腫瘍を伴う奇形腫（teratoma with somatic-type malignancy）

奇形腫の成分から胚細胞以外の悪性腫瘍(がん，肉腫など)が発生した腫瘍を示す[12]. まれに，奇形腫以外の胚細胞腫瘍からも発生する．肉腫成分は，横紋筋肉腫，平滑筋肉腫などが多い，上皮成分は腺がんが多い.

男性胚細胞腫瘍全体の 2〜6%とまれな腫瘍で，多くは 20〜40 歳の若年男性に好発する．縦隔原発は 25〜30%で，縦隔奇形腫の 10〜20%に認められ，縦隔臓器や肺などへ浸潤しやすいほか，多くの症例で肺，リンパ節，骨，脳，肝，脾などに転移を認める[13,14]. 予後は非常に不良で平均生存期間中央値は 9 ヵ月である．胚細胞腫瘍に準じた治療は効果が期待できず，化学療法後の完全切除例で少数の生存が認められるのみである．予後不良因子としては高度な局所浸潤，転移，不完全切除などがあげられる.

引用文献

1) NCCN Clinical Practice Guidelines in Oncology. Occult primary (Cancer of unknown primary). Version 2. 2016 http://www.nccn.org/professionals/physician_gls/PDF/occult.pdf（最終アクセス 2018 年 5 月 1 日）
2) 日本泌尿器科学会（編）. 精巣腫瘍診療ガイドライン 2015 年版，金原出版，東京，2015
3) Greco FA, Vaughn WK, Hainsworth JD. Advanced poorly differentiated carcinoma of unknown primary site: recognition of a treatable syndrome. Ann Intern Med 1986; **104**: 547-553
4) Motzer RJ, Rodriguez E, Reuter VE, et al. Molecular and cytogenetic studies in the diagnosis of patients with poorly differentiated carcinomas of unknown primary site. J Clin Oncol 1995; **13**: 274-282
5) Hainsworth JD, Johnson DH, Greco FA. Cisplatin-based combination chemotherapy in the treatment of poorly differentiated carcinoma and poorly differentiated adenocarcinoma of unknown primary site: results of a 12-year experience. J Clin Oncol 1992; **10**: 912-922
6) French CA. Pathogenesis of NUT midline carcinoma. Ann Rev Pathol 2012; **7**: 247-265
7) French CA, Kutok JL, Faquin WC, et al. Midline carcinoma of children and young adults with NUT rearrangement. J Clin Oncol 2004; **22**: 4135-4139
8) Bauer DE, Mitchell CM, Strait KM, et al. Clinicopathologic features and long-term outcomes of NUT midline carcinoma. Clin Cancer Res 2012; **18**: 5773-5779
9) Haack H, Johnson LA, Fry CJ, et al. Diagnosis of NUT midline carcinoma using a NUT-specific monoclonal antibody. Am J Surg Pathol 2009; **33**: 984-991
10) Schwartz BE, Hofer MD, Lemieux ME, et al. Differentiation of NUT midline carcinoma by epigenomic reprogramming. Cancer Res 2011; **71**: 2686-2696
11) Parikh SA, French CA, Costello BA, et al. NUT midline carcinoma: an aggressive intrathoracic neoplasm. J Thorac Oncol 2013; **8**: 1335-1338
12) Moch H, Humphreg PA, Ulbright TM, et al. WHO classification of tumours of the urinary system and male genital organs, 4th Ed, World Health Organization, 2016: p.217-262
13) Ahmed T, Bosl GJ, Hajdu SI. Teratoma with malignant transformation in germ cell tumors in men. Cancer 1985; **56**: 860-863
14) Motzer RJ, Amsterdam A, Prieto V, et al. Teratoma with malignant transformation: diverse malignant histologies arising in men with germ cell tumors. J Urol 1998; **159**: 133-138

CQ 17-1

一次治療としてどのような化学療法レジメンが推奨されるか？

推奨

- **予後不良群と考えられる原発不明がん患者に対し，一次化学療法としてプラチナ製剤を含む併用療法を行うことを推奨する．**

【推奨度：弱，エビデンスレベル：C】

背景・目的

病変の局在や臨床的・病理学的特徴に基づいて「予後良好群」と判断される場合，推定される原発腫瘍に対する標準治療を行うことが推奨される．一方，上記に該当しない「予後不良群」に対する治療は薬物療法（化学療法）が主体となるが，これまで緩和ケア（ベストサポーティブケア：BSC）との比較試験を含め，化学療法の有効性を問う大規模な比較第Ⅲ相試験の報告はない．標準治療を推奨することは困難であるが，エビデンスに基づいた臨床的に有効性の高いと考えられる治療法を提案するため本CQを設定した．

解説

原発不明がんに対する化学療法レジメンはこれまで数多く報告されてきた．1980年代の研究では，フルオロウラシルやシスプラチンなどを含むレジメンがよく用いられ，小規模ながら第Ⅲ相試験も行われている．マイトマイシンC＋ドキソルビシンにシスプラチンを併用すると生存期間が短縮したという報告[1]がある．一方，マイトマイシンC単独に対してシスプラチン＋エピルビシンを上乗せすることにより生存期間が延長したという報告もある[2]．

1990年代後半になり，パクリタキセル，ドセタキセル，イリノテカン，ゲムシタビンやビノレルビンなど，多くのがん種に幅広く効果を示す抗がん薬が出現した．原発不明がんの予後不良群に対する臨床試験も，これらの薬剤とプラチナ製剤を併用した2剤あるいは3剤以上の併用療法の第Ⅱ相試験が次々と行われた[3〜13]．2000年以降に施行された一次治療の報告を表1に示す．シスプラチンベースのレジメンの報告が多いが，外来でもより簡便に投与できるカルボプラチンとの併用療法も多く報告されている．一方で，ゲムシタビンを含むレジメンなど，プラチナ製剤を含まないノンプラチナレジメンも近年報告されるようになってきた．2009年に

表 1　2000 年以降に報告された原発不明がん予後不良例の一次治療レジメンの成績

文献	Phase	レジメン	N	RR	mPFS (m)	MST (m)
Doublet—Platinum-containing						
Briasoulis (2000)	Ⅱ	CBDCA + PTX	77 [#1]	38.7%	NA	13.0
Voog (2000)	Ⅱ	CDDP + ETP	22	32.0%		8.0
Greco (2000a)	Ⅱ	CDDP + DTX	26	26.0%		8.0
		CBDCA + DTX	47	22.0%		8.0
Dowell (2001)	rⅡ	CBDCA + ETP	17	18.8%	NA	6.5
Saghatchian (2001)	Ⅱ	CDDP + ETP → CDDP + ETP + BLM + IFM	30 [#2]	40.0%		9.4
		CDDP + 5-FU + αIFN	18 [#3]	44.0%		16.1
Culine (2002b)	Ⅱ	DXR + CPA / CDDP + ETP	82	39.0%	NA	10.0
Culine (2003)	rⅡ	CDDP + GEM	39	55.0%	NA	8.0
		CDDP + CPT-11	40	38.0%	NA	6.0
Park (2004)	Ⅱ	CDDP + PTX	37	42.0%	4※	11.0
El-Rayes (2005)	Ⅱ	CBDCA + PTX	73 [#4]	23.0%	NA	6.5
Pittman (2006)	Ⅱ	CBDCA + GEM	51	30.5%	4.2	7.8
Briasoulis (2008a)	Ⅱ	L-OHP + CPT-11	47	13.0%	2.7※	9.5
Pentheroudakis (2008)	Ⅱ	CBDCA + DTX	23	17.4%	3.1※	5.3
Yonemori (2009)	Ⅱ	CBDCA + CPT-11	45	41.9%	4.8	12.2
Huebner (2009)	rⅡ	CBDCA + PTX	46	23.8%	6.1	11.0
Mukai (2010)	Ⅱ	CDDP + DTX	45	65.1%	5.0	11.8
Gross-Goupil (2012)	Ⅲ	CDDP + GEM	27	19.0%	5.0	11.0
Tsuya (2013)	Ⅱ	CDDP + S-1	46	41.3%	7.5	17.4
Demirci (2014)	Ⅱ	CDDP + DTX	29	37.9%	6.0	16.0
Shin (2016)	Ⅱ	L-OHP + 5-FU (FOLFOX6)	23	35.0%	3.0	9.5
Doublet—Non-Platinum						
Dowell (2001)	rⅡ	PTX + 5-FU	17	18.8%	NA	8.4
Hainsworth (2007)	Ⅱ	Bev + Er	51 [#5]	10.0%	3.9	7.4
Huebner (2009)	rⅡ	GEM + VNR	46	20.0%	3.2	7.0
Hainsworth (2010)	Ⅲ	GEM + CPT-11	105	18.0%	5.3	8.5
Holtan (2012)	Ⅱ	GEM + CPT-11	31	12.0%	NA	7.2
Triplet or more						
Parnis et al (2000)	Ⅱ	CDDP + 5-FU + EPI	43	23.0%	NA	5.8
Greco (2000b)	Ⅱ	CBDCA + PTX + ETP	71	48.0%		11.0
Guardiola (2001)	Ⅱ	CDDP + DTX + CPA (Cape)	22	50.0%	8.8※	10.7
Macdonald (2002)	Ⅱ	CDDP + 5-FU + MMC	31	27.0%	3.4※	7.7
Greco (2002)	Ⅱ	Carbo-G-P	113	25.0%	6.0	9.0
Balana (2003)	Ⅱ	CDDP + GEM + ETP	30	36.6%		7.2
Piga (2004)	Ⅱ	CBDCA + DTX + ETP	102	26.5%	4.0	9.0
Greco (2004)	Ⅱ	CBDCA + PTX + ETP → GEM + CPT-11 sequential	132	29.7%	5.7	9.1
Palmeri (2006)	rⅡ	CDDP + GEM + PTX	33	48.5%	7.0※	9.6
		CDDP + GEM + VNR	33	42.3%	7.0※	13.6
Schneider (2007)	Ⅱ	CBDCA + GEM + Cape	33	39.4%	6.2	7.6
Hainsworth (2009)	Ⅱ	CBDCA + PTX + Bev + Er	49	53.0%	8.0	12.6
Hainsworth (2010)	Ⅲ	CBDCA + PTX + ETP	93	18.0%	3.3	7.4

Bev：ベバシズマブ，BLM：ブレオマイシン，Cape：カペシタビン，CBDCA：カルボプラチン，CDDP：シスプラチン，CPA：シクロホスファミド，CPT-11：イリノテカン，DTX：ドセタキセル，DXR：ドキソルビシン，ETP：エトポシド，EPI：エピルビシン，Er：エルロチニブ，5-FU：5- フルオロウラシル，GEM：ゲムシタビン，IFM：イホスファミド，IFN：インターフェロン，L-OHP：オキサリプラチン，MMC：マイトマイシン C，PTX：パクリタキセル，S-1：テガフール・ギメラシル・オテラシルカリウム，VNR：ビノレルビン，m：月，mPFS：無増悪生存期間中央値，MST：生存期間中央値，NA：not available，RR：奏効割合

[#1]：予後良好群が含まれる，[#2]：低分化がん・低分化腺がん，[#3]：高・中分化がん，[#4]：adenocarcinoma，[#5]：二次治療以降の症例（37 例）も含まれる

※：TTP

Huebner らはカルボプラチン＋パクリタキセル併用療法とノンプラチナレジメンであるゲムシタビン＋ビノレルビンの併用療法の比較第 II 相試験（N＝92）を報告しており，生存期間でカルボプラチン＋パクリタキセル併用（PC）療法が 11 ヵ月，ゲムシタビン＋ビノレルビン併用療法で 7 ヵ月とノンプラチナレジメンが劣っている結果であった[5]．奏効率はプラチナ製剤を含まないレジメンでは 10％台，ノンプラチナレジメンでは 30～40％と高い傾向が認められる．生存期間についても，ノンプラチナレジメンでは 7～8 ヵ月程度であるが，プラチナ製剤を含むレジメンでは 8～11 ヵ月，長いもので 16～17 ヵ月の報告もある．国内では，カルボプラチン＋イリノテカン療法，シスプラチン＋ドセタキセル療法，シスプラチン＋S-1 療法の第 II 相試験が行われており，生存期間中央値は 12 ヵ月程度である[7,9,11]．

プラチナ製剤とタキサン製剤の併用療法は，多くの文献で生存期間中央値は 10 ヵ月以上と報告されており，現在予後不良群の原発不明がん患者に対し実地医療で最も頻用されるレジメンである．2012 年の Amela らによるシステマティックレビューでは，標準治療として推奨できる特定のレジメンはないと結論されている[14]．一方，2013 年に Lee らはシステマティックレビューに加えプラチナレジメンおよびタキサンレジメンに関し 5 つの RCT のメタアナリシスを行っており，タキサン系薬剤を含むレジメンでは生存のベネフィットがやや良好である可能性が示された．しかしながら，プラチナレジメンとノンプラチナレジメンの比較では，重要な予後因子で調整すると有意差は見られなかった[15]．

海外では 3 剤併用レジメン（カルボプラチン＋パクリタキセル＋エトポシドなど）についても多くの臨床試験が行われているが，骨髄抑制など毒性は 2 剤併用レジメンより強く，奏効率や生存期間をみる限り，魅力的なレジメンとは考えにくい[8]．

分子標的治療薬については，Hainsworth らは，一次または二次治療としてベバシズマブ＋エルロチニブ併用療法の第 II 相試験において，奏効率 10％，生存期間中央値 7.4 ヵ月と報告している．その後同じグループが行ったパクリタキセル＋カルボプラチンにベバシズマブ＋エルロチニブを併用したレジメンの第 II 相試験では，奏効率 53％，無増悪生存期間中央値 8 ヵ月，生存期間中央値 12.6 ヵ月と良好な有効性が報告され，忍容性も良好であった[6]．しかしながら他の分子標的治療薬に関する検討はほとんど行われておらず，一貫したデータとは言いがたい．

今までに実施されたプラチナ製剤を中心とした併用化学療法の第 II 相試験の結果より，**原発不明がんの予後不良群に対する経験的治療として，プラチナ製剤併用療法（タキサン系，ゲムシタビンなど）を施行することは許容できると考えられる**．また，**プラチナ製剤の投与が困難な症例では，ノンプラチナレジメンも考慮される**．しかしながら，同じ薬剤であっても投与量や投与方法が異なる個々のレジメンについて優劣をつけるのは難しい．

なお，**原発不明がんの予後不良群においては，化学療法が予後を改善し患者のベネフィットにつながるかについてベストサポーティブケアとの比較試験が行われておらず，いまだ明確ではない**．したがって，予後不良因子を有する症例では特に，ベストサポーティブケアも治療の選択肢となりうると考えられる．今後，原発不明がんの予後不良群に対して遺伝子発現解析などによる原発巣推定に基づいた治療の開発が進むことが期待される．

引用文献

1) Eagan RT, Therneau TM, Rubin J, et al. Lack of value for cisplatin added to mitomycin-doxorubicin combination chemotherapy for carcinoma of unknown primary site: a randomized trial. Am J Clin Oncol 1987; **10**: 82-85
2) Falkson CI, Cohen GL. Mitomycin C, epirubicin and cisplatin versus mitomycin C alone as therapy for carcinoma of unknown primary origin. Oncology 1998; **55**: 116-121
3) Briasoulis E, Kalofonos H, Bafaloukos D, et al. Carboplatin plus paclitaxel in unknown primary carcinoma: a phase II Hellenic Cooperative Oncology Group Study. J Clin Oncol 2000; **18**: 3101-3107
4) Culine S, Lortholary A, Voigt JJ, et al. Cisplatin in combination with either gemcitabine or irinotecan in carcinomas of unknown primary site: results of a randomized phase II study--trial for the French Study Group on Carcinomas of Unknown Primary (GEFCAPI 01). J Clin Oncol 2003; **21**: 3479-3482
5) Huebner G, Link H, Kohne CH, et al. Paclitaxel and carboplatin vs gemcitabine and vinorelbine in patients with adeno- or undifferentiated carcinoma of unknown primary: a randomised prospective phase II trial. Br J Cancer 2009; **100**: 44-49
6) Hainsworth JD, Spigel DR, Thompson DS, et al. Paclitaxel/carboplatin plus bevacizumab/erlotinib in the first-line treatment of patients with carcinoma of unknown primary site. Oncologist 2009; **14**: 1189-1197
7) Yonemori K, Ando M, Yunokawa M, et al. Irinotecan plus carboplatin for patients with carcinoma of unknown primary site. Br J Cancer 2009; **100**: 50-55
8) Hainsworth JD, Spigel DR, Clark BL, et al. Paclitaxel/carboplatin/etoposide versus gemcitabine/irinotecan in the first-line treatment of patients with carcinoma of unknown primary site: a randomized, phase III Sarah Cannon Oncology Research Consortium Trial. Cancer J 2010; **16**: 70-75
9) Mukai H, Katsumata N, Ando M, et al. Safety and efficacy of a combination of docetaxel and cisplatin in patients with unknown primary cancer. Am J Clin Oncol 2010; **33**: 32-35
10) Gross-Goupil M, Fourcade A, Blot E, et al. Cisplatin alone or combined with gemcitabine in carcinomas of unknown primary: results of the randomised GEFCAPI 02 trial. Eur J Cancer 2012; **48**: 721-727
11) Tsuya A, Kurata T, Tamiya A, et al. A phase II study of cisplatin /S-1 in patients with carcinomas of unknown primary site. Invest New Drugs 2013; **31**: 1568-1572
12) Demirci U, Coskun U, Karaca H, et al. Docetaxel and cisplatin in first line treatment of patients with unknown primary cancer: a multicenter study of the Anatolian Society of Medical Oncology. Asian Pac J Cancer Prev 2014; **15**: 1581-1584
13) Shin DY, Choi YH, Lee HR, et al. A phase II trial of modified FOLFOX6 as first-line therapy for adenocarcinoma of an unknown primary site. Cancer Chemother Pharmacol 2016; **77**: 163-168
14) Amela EY, Lauridant-Philippin G, Cousin S, et al. Management of "unfavourable" carcinoma of unknown primary site: synthesis of recent literature. Crit Rev Oncol Hematol 2012; **84**: 213-223
15) Lee J, Hahn S, Kim DW, et al. Evaluation of survival benefits by platinums and taxanes for an unfavourable subset of carcinoma of unknown primary: a systematic review and meta-analysis. Br J Cancer 2013; **108**: 39-48

CQ 17-2

二次，あるいは三次化学療法実施の意義はあるか？

推奨

- 原発不明がんに対し推奨される二次化学療法として標準的なレジメンはなく，適応に関しては患者の状態を慎重に判断して検討することを推奨する．

【推奨度：㊙弱，エビデンスレベル：Ⓒ】

背景・目的

原発不明がんの予後不良群に対する一次化学療法としてプラチナ製剤を含むレジメンが頻用されているが，二次治療以降のコンセンサスは得られていない．一次化学療法に不応となったあとの二次化学療法について検討を行った．

解説

予後不良群の原発不明がんに対する二次化学療法については，主にプラチナ製剤を中心とした多剤併用療法に対して抵抗性となった患者を対象とした第 II 相試験においてフルオロウラシル/ロイコボリン，ゲムシタビン，イリノテカン，ドセタキセルを用いた，単剤あるいは併用療法の治療効果が報告されている[1~4]．

フルオロウラシル/ロイコボリン療法の有害事象は軽度で忍容性は高かったものの，奏効率は 0%，生存期間中央値は 3 ヵ月であった[1]．また，ゲムシタビン単剤，あるいはゲムシタビン＋イリノテカン併用療法の奏効率は 8〜10%，生存期間中央値は 3〜4.5 ヵ月であった[2,3]．ゲムシタビン＋ドセタキセル併用療法は奏効率 29%，生存期間中央値 8 ヵ月と報告されているが，症例数が 15 例と少ない[4]．

2007 年に原発不明がん 51 例に対するベバシズマブ＋エルロチニブ併用療法の結果が報告され，奏効率は 10%であったが，病勢コントロール率は 71%，無増悪生存期間中央値は 3.9 ヵ月，生存期間中央値は 7.4 ヵ月であった[5]．対象には，前治療歴がある 37 例以外に未治療例 14 例も含まれていたが，有望な治療法のひとつとして期待できる可能性がある．

2010 年に，カペシタビン＋オキサリプラチン併用レジメンの 2 つの第 II 相試験が報告された．Hainsworth らの報告では奏効率/無増悪生存期間中央値/生存期間中央値がそれぞれ

19%/3.7ヵ月/9.7ヵ月[6]，Møllerらの報告では13%/2.3ヵ月/3.9ヵ月であった[7]．前者は前治療としてプラチナ製剤＋タキサン製剤の投与例が63%含まれており，後者ではadenocarcinomaの症例が64%，また原発巣が消化管と推定された症例が76%であった．

Onoらは，原発不明がんで二次化学療法を行った27例の後方視的研究において，プラチナ製剤を含む一次化学療法に奏効した症例，また一次化学療法後の治療休止期間が4.5ヵ月を超える症例では二次化学療法にプラチナ製剤を含むレジメンを投与した場合でも奏効する割合が高かったと報告している[8]．以上より，一次化学療法で効果を認めた症例では，二次化学療法にも奏効する可能性があり，治療を検討してもよいと考えられる．

しかしながら，**二次化学療法以降の治療に生存ベネフィットがあるかについては，ベストサポーティブケアとの無作為化比較試験が存在しないため，確立された標準的治療法は存在しないと考える必要があり，適応については慎重に検討すべきである**．特に一次化学療法が奏効しなかった患者においては，ベストサポーティブケアを選択肢として考慮すべきである．

引用文献

1) Culine S, Ychou M, Fabbro M, et al. 5-fluorouracil and leucovorin as second-line chemotherapy in carcinomas of unknown primary site. Anticancer Res 2001; **21** (2B): 1455-1457

2) Hainsworth JD, Burris HA 3rd, Calvert SW, et al. Gemcitabine in the second-line therapy of patients with carcinoma of unknown primary site: a phase II trial of the Minnie Pearl Cancer Research Network. Cancer Invest 2001; **19**: 335-339

3) Hainsworth JD, Spigel DR, Raefsky EL, et al. Combination chemotherapy with gemcitabine and irinotecan in patients with previously treated carcinoma of an unknown primary site: a Minnie Pearl Cancer Research Network Phase II trial. Cancer 2005; **104**: 1992-1997

4) Pouessel D, Culine S, Becht C, et al. Gemcitabine and docetaxel after failure of cisplatin-based chemotherapy in patients with carcinoma of unknown primary site. Anticancer Res 2003; **23** (3C): 2801-2804

5) Hainsworth JD, Spigel DR, Farley C, et al. Phase II trial of bevacizumab and erlotinib in carcinomas of unknown primary site: the Minnie Pearl Cancer Research Network. J Clin Oncol 2007; **25**: 1747-1752

6) Hainsworth JD, Spigel DR, Burris HA 3rd, et al. Oxaliplatin and capecitabine in the treatment of patients with recurrent or refractory carcinoma of unknown primary site: a phase 2 trial of the Sarah Cannon Oncology Research Consortium. Cancer 2010; **116**: 2448-2454

7) Møller AK, Pedersen KD, Abildgaard J, et al. Capecitabine and oxaliplatin as second-line treatment in patients with carcinoma of unknown primary site. Acta Oncol 2010; **49**: 431-435

8) Ono M, Ando M, Yonemori K, et al. Second-line chemotherapy in patients with primary unknown cancer. J Cancer Res Clin Oncol 2011; **137**: 1185-1191

CQ 17-3

原発不明がんに対する，網羅的な遺伝子検索と遺伝子情報をもとにした分子標的治療薬による治療は有用か？

推奨

- **網羅的な遺伝子検索あるいは遺伝子情報をもとにした分子標的治療薬を行うだけの十分なエビデンスがなく，現時点では臨床試験として実施されるべきものであり，行わないことを推奨する．**

【推奨度：弱，エビデンスレベル：D】

背景・目的

近年，多くのがん種で分子生物学的研究が進み，ドライバー遺伝子変異の存在が同定され，それに基づく分子標的治療薬の劇的な効果が示されている．原発不明がんもいずれかの部位に原発巣を有するとする観点からすると，同様に遺伝子異常の存在および分子標的治療薬の効果が期待される．

解説

原発不明がんはいずれかの部位に原発巣を有するという考えのもと，原発巣の同定およびそれぞれの原発巣の治療と同様の治療を実施することで予後改善を図る努力がこれまでなされてきた．遺伝子プロファイルを検討することで原発巣を推定し，それらに基づく治療において良好な効果が報告されてきた[1,2]．このように原発不明がん治療は他がん種の分子生物学的進歩に追随し検討されてきた．21 世紀になり，分子標的治療薬が台頭し，一部のがん種の予後が劇的に改善した．ドライバー遺伝子変異と呼ばれる，がんの発生，増殖，転移にかかわる変異の存在が明らかになり，その変異を阻害する分子標的治療薬が標準的治療となっているがん種が存在している．一部の遺伝子異常（BRAF や ALK 遺伝子変異）はがん種を越えて存在していることが知られており，原発不明がんでも存在する可能性が考えられる．このような背景のなか，原発不明がん症例の網羅的解析による治療ターゲットとなりうる遺伝子変異の検討はまだまだ非常に少ないものの，いくつか報告されている[3~6]．Tothill らは，16 例の原発不明がんの遺伝子変異検索を，次世代シークエンスを用いて検討した．結果，16 例中 12 例に治療ターゲットとなる変異の存在を報告した[3]．指摘された変異の 1/3 以上は RAS/PI3K 経路の異常であり，MET 遺伝子変異は 1 例のみであった[3]．Pentheroudakis らは，87 例の原発不明がんに対し，PIK3CA，MET，KRAS，BRAF，CTNNB1 の変異の有無を後ろ向きに検討し，11 例に KRAS 変異を，5 例 BRAF 変異，8 例 PIK3CA 変異，6 例 MET 変異，そして 18 例に CTNNB1 変異を認めた[4]．Stella らは原発不明がんにおける MET 遺伝子変異の割合について検討を行った．他がん種では 3％くらいしか存在しない MET 変異が原発不明がんの約 30％に認められたことを報告した[5]．遺伝子変異の種類および変異の検討はこのように少しずつではあるが報告されてきているが，その変異に基づく分子標的治療薬の治療効果を問うエビデンスは存在しない．一方で肺がんの臨床像を有する症例（縦隔，肺門リンパ節腫大が主病変であり，IHC にて CK7＋，TTF-1＋，NapsinA＋などの場合）であれば，生検組織を利用し，EGFR や ALK 遺伝子変異を検索することで効果が得られた症例報告もある[6,7]．したがって，**本来であればこのような変異に基づく分子標的治療薬については有用性と害とのバランスが不明なため，行わないよう強く推奨される**．しかしながら，他がん種の経験において，がん種を越えて遺伝子変異が同様であれば，分子標的治療薬の効果が期待されることから，原発不明がんでも同様に期待できる可能性もあり，また，予後不良群において標準的治療が存在しないこともあり，まったくこれらの治療を行わないと強く推奨するものでもないと判断し，弱い推奨とした．

引用文献

1) Varadhachary GR, Talantov D, Raber MN, et al. Molecular profiling of carcinoma of unknown primary and correlation with clinical evaluation. J Clin Oncol 2008; **26**: 4442-4448
2) Hainsworth JD, Rubin MS, Spigel DR, et al. Molecular gene expression profiling to predict the tissue of origin and direct site-specific therapy in patients with carcinoma of unknown primary site: a prospective trial of the Sarah Cannon. J Clin Oncol 2013; **31**: 217-223
3) Tothill RW, Li J, Mileshkin L, et al. Massively-parallel sequencing assists the diagnosis and guided treatment of cancers of unknown primary. J Pathol 2013; **231**: 413-423
4) Pentheroudakis G, Kotteas EA, Kotoula V, et al. Mutational profiling of the RAS, PI3K, MET and b-catenin pathways in cancer of unknown primary: a retrospective study of the Hellenic Cooperative Oncology Group. Clin Exp Metastasis 2014; **31**: 761-769
5) Stella GM, Benvenuti S, Gramaglia D, et al. MET mutations in cancers of unknown primary origin (CUPs). Hum Mutat 2011; **32**: 44-50
6) Yamada T, Ohtsubo K, Ishikawa D, et al. Cancer of unknown primary site with epidermal growth factor receptor mutation for which gefitinib proved effective. Gan To Kagaku Ryoho 2012; **39**: 1291-1294
7) Watanabe N, Ishii T, Takahama T, et al. Anaplastic lymphoma kinase gene analysis as a useful tool for identifying primary unknown metastatic lung adenocarcinoma. Intern Med 2014; **53**: 2711-2715

CQ 18

原発不明がんでホルモン受容体を発現している患者，HER2 タンパク過剰発現の患者に対して，それぞれホルモン療法，抗 HER2 療法は有用か？

推奨

- エストロゲン受容体 and/or プロゲステロン受容体発現例：女性で腋窩リンパ節転移（腺がん）を有する原発不明がん以外の状況ではホルモン療法は行わないことを推奨する．

【推奨度：弱，エビデンスレベル：D】

- アンドロゲン受容体発現例：男性で造骨性骨転移のみを有し PSA が上昇している原発不明腺がん以外の状況ではホルモン療法は行わないことを推奨する．

【推奨度：弱，エビデンスレベル：D】

- HER2 タンパク陽性 or HER2 増幅のある例：HER2 タンパクを過剰に発現している乳がんや胃がん以外の状況では行わないことを推奨する．

【推奨度：弱，エビデンスレベル：D】

背景・目的

女性の腋窩リンパ節転移のみ有する腺がんなど原発巣として乳がんが推定される場合には，乳がんに対する標準治療に準じて局所治療（手術，放射線）や薬物療法（ホルモン療法，抗 HER2 療法，化学療法）を行うことが現在広く受け入れられている（☞ CQ 10 参照）．一方で，原発巣が乳がんと推定できない場合に，免疫組織学的染色でホルモン受容体陽性あるいは HER2 タンパクの過剰発現が認められた場合，それぞれを標的とした治療を行うことの有益性について検証した．同様に，男性で骨転移のみ有し PSA の上昇している原発不明腺がんに対して前立腺がんに準じて薬物療法を行うことは広く受け入れられている（☞ CQ 12 参照）が，原発巣が前立腺がんと推定できない場合に，アンドロゲン受容体が陽性であった場合，それを標的にした治療を行うことの有益性について検証した．

原発巣同定目的で行うホルモン受容体，HER2 タンパク発現の検査については CQ 5，CQ 6 を参照されたい．

また，がんの遺伝子変異情報をもとにした分子標的治療薬による治療の有用性については CQ

17-3 を参照されたい.

解説

1. エストロゲン受容体 and/or プロゲステロン受容体発現例

エストロゲンは子宮や卵巣，乳腺，前立腺，肺，脳などの形態形成に関与し，エストロゲン受容体(ER)は乳腺以外の正常組織で広く発現している．また，エストロゲンはがん細胞の増殖を促進する作用を有しており，乳がんや子宮体がんの組織においてER発現割合が高いことが報告されている．他にも肝細胞がん，非小細胞肺がん，甲状腺乳頭がん，膵がん，大腸がん，胃がん，髄膜腫など多くの腫瘍に発現していることが報告されている．しかし，その頻度はまちまちであり，使用された抗体の違いによる影響も考えられている．一方，プロゲステロン受容体(PgR)も，乳腺以外の多くの組織で発現している．

Gatalicaらの報告では，原発不明がんにおいてER発現は8%，PgR発現は9%，アンドロゲン受容体(AR)発現は7%に認められた[1].

原発不明がん患者を対象にホルモン受容体発現について記載した研究のうち，治療に関して検証した研究はなく，症例報告のみであった．すなわち，現時点でER and/or PgRが発現している原発不明がん患者に対するホルモン療法の有効性を検証した報告は存在しなかった．

したがって，**ホルモン受容体を発現する原発不明がんに対し，ホルモン療法の施行を推奨する根拠は乏しい**.

2. アンドロゲン受容体発現例

アンドロゲン受容体(AR)が高発現しているがん種のうち，前立腺がん以外では，乳がん，唾液腺導管がんなどが報告されている．乳がんでは70〜90%に発現し，サブタイプによっては予後因子とも考えられ，それに対する治療も第Ⅱ相試験などで検証されているが現時点で有効性が確立されたものはない．AR発現率85〜95%とされる唾液腺導管がんでは，アンドロゲン除去療法(androgen deprivation therapy：ADT)を用いた数例規模の症例報告しかない[2]．また，その検出方法には評価する発現部位や免疫組織学的染色のカットオフ値，使用される抗体薬にばらつきがあるなどの問題もある．**現時点ではARが発現している原発不明がん患者に対する抗アンドロゲン療法の有効性を検証した報告は存在せず，推奨するに足る根拠に乏しい**.

3. HER2 タンパク陽性 or HER2 増幅のある例

HER2遺伝子(HER2/neu，c-erbB-2)はヒト上皮増殖因子受容体(EGFR)遺伝子と類似の構造を有するがん遺伝子として同定された．HER2遺伝子のコードする産物(HER2タンパク)は細胞膜を貫通する受容体型糖タンパクで，チロシン残基のリン酸化により活性化され，ras/rafなどを経たシグナル伝達経路を介して細胞の増殖に関与している．

HER2タンパクの過剰発現は，肺がん(非小細胞肺がん)，乳がん，食道がん，胃がん，大腸がん，卵巣がん，尿路上皮がん，前立腺がんなど多くの固形がんで認められている[3]．原発不明がんでHER2は最もよく見られる増幅遺伝子のうちのひとつで5%に発現しており，EGFRに次いで2番目に多い[1]．原発不明の未分化あるいは低分化がんでは，HER2タンパクは11%に過剰発現し，特に低分化腺がん症例に限ると80%に発現しており[4]，今後，抗HER2薬の対象となりうることが示唆される．

一方で，HER2 発現にもばらつきがあり，免疫組織化学染色の染色法・判定法に関しても各疾患・研究ごとに差があるなどの不均一性もその一因と考えられる．

治療に関して，乳がんや胃がんにおいては，抗 HER2 療法を化学療法と併用することによって，それぞれ生存期間や奏効率が著明に改善し，標準治療に位置づけられている[5~8]．その他尿路上皮がんなど EGFR family の発現例を対象に抗 HER2 薬の有効性を検証した報告[9]や，研究段階ではあるが治療効果が期待される報告[10]も散見される．しかしながら，**HER2 タンパクが過剰発現している原発不明がんに対する抗 HER2 療法の有効性について検証した研究は現時点では存在せず，抗 HER2 療法の適応は臨床試験としてのみ行われるべきである**．

引用文献

1) Gatalica Z, Millis SZ, Vranic S, et al. Comprehensive tumor profiling identifies numerous biomarkers of drug response in cancers of unknown primary site: analysis of 1806 cases. Oncotarget 2014; **5**: 12440-12447
2) Wee DT, Thomas AA, Bradley PJ. Salivary duct carcinoma: what is already known, and can we improve survival? J Laryngol Otol 2012; **126** (Suppl 2): S2-S7
3) Yamamoto N, Yamada Y, Fujiwara Y, et al. Phase I and pharmacokinetic study of HER2-targeted rhuMAb 2C4 (Pertuzumab, RO4368451) in Japanese patients with solid tumors. Jpn J Clin Oncol 2009; **39**: 260-266
4) Hainsworth JD, Lennington WJ, Greco FA. Overexpression of Her-2 in patients with poorly differentiated carcinoma or poorly differentiated adenocarcinoma of unknown primary site. J Clin Oncol 2000; **18**: 632-635
5) 日本乳癌学会（編）．科学的根拠に基づく乳癌診療ガイドライン　治療編　2018 年版，金原出版，東京，2018
6) Slamon DJ, Leyland-Jones B, Shak S, et al. Use of chemotherapy plus a monoclonal antibody against HER2 for metastatic breast cancer that overexpresses HER2. N Engl J Med 2001; **344**: 783-792
7) Bang YJ, Van Cutsem E, Feyereislova A, et al. Trastuzumab in combination with chemotherapy versus chemotherapy alone for treatment of HER2-positive advanced gastric or gastro-oesophageal junction cancer (ToGA): a phase 3, open-label, randomised controlled trial. Lancet 2010; **376**: 687-697
8) 日本胃癌学会（編）．胃癌治療ガイドライン 医師用 2018 年 1 月改訂　第 5 版，金原出版，東京，2018
9) Wülfing C, Machiels JP, Richel DJ, et al. A single-arm, multicenter, open label phase 2 study of lapatinib as the second-line treatment of patients with locally advanced or metastatic transitional cell carcinoma. Cancer 2009; **115**: 2881-2890
10) Choudhury NJ, Campanile A, Antic T, et al. Afatinib Activity in Platinum-Refractory Metastatic Urothelial Carcinoma in Patients With ERBB Alterations. J Clin Oncol 2016; **34**: 2165-2171

CQ 19

原発不明がんで骨転移のある患者に対して bone modifying agents（BMA）は有用か？

推奨

- **原発不明がんで骨転移のある患者に対するゾレドロン酸あるいはデノスマブの投与は骨関連事象を減少させる可能性が高く，有用である．**

【推奨度：強，エビデンスレベル：C】

背景・目的

種々のがん骨転移患者に対して bone modifying agents（BMA）（ゾレドロン酸あるいはデノスマブ）を投与することによって骨関連事象を減少させる．骨転移を有する原発不明がん患者においても BMA が有用であるか検討した．

解説

原発不明がん骨転移例において BMA が骨関連事象，更に生命予後や QOL の改善をきたすかどうかについての直接のエビデンスはない．広範囲のがん種において骨転移に対する薬物療法としてエビデンスが確立し，かつ日本で承認されている BMA はゾレドロン酸とデノスマブである．

原発不明がん 51 例を含む種々の固形がん骨転移 773 例において，ゾレドロン酸はプラセボと比較して骨関連事象（病的骨折，骨への照射，手術療法，高カルシウム血症）を有意に減少させた[1]．本試験において原発不明がん単独におけるサブ解析はないが，約半数の非小細胞肺がんとその他のがんで同様の改善が示されたことから原発不明がんでも有用と考えられる．更に去勢抵抗性前立腺がん骨転移[2]，乳がん骨転移[3]，多発性骨髄腫[4]においても同様の報告があることから，骨関連事象抑制効果が原発不明がんを含む広いがん種において期待できる．なお QOL スコアの改善は報告されていない．

一方，ゾレドロン酸による全身病変の進行抑制・生存期間の改善については，多発性骨髄腫での生存期間改善[5]，また閉経後乳がんの術後治療への上乗せによる無再発生存期間・生存期間の改善[6]が報告されているが，骨病変のある種々の固形がんの無進行生存期間・生存期間の改善，あるいは前立腺がんの無進行生存期間・生存期間の改善は認められていない[1,7]．したがって，骨転移の有無にかかわらず原発不明がんに対するゾレドロン酸投与が生存期間の改善を期待できるとはいえない．

デノスマブについては，乳がん骨転移[8]，去勢抵抗性前立腺がん骨転移[9]，その他の固形がん骨転移または骨髄腫[10]におけるデノスマブとゾレドロン酸の比較試験が行われ，骨関連事象に関して乳がん・前立腺がんではデノスマブの優越性，その他のがん・骨髄腫では同等性が証明された．さらに3試験の合同解析においてデノスマブがゾレドロン酸に比較して骨関連事象を減少させ[11]，また乳がん，前立腺がん以外の固形がん骨転移のサブ解析においても骨関連事象を有意に減少させる（HR 0.80）ことが示されたが[12]，原発不明がんについての報告はない．また，3試験のQOLに関する合同解析では，QOLスコア（FACT-G）の有意な差はなかった[13]．

デノスマブの骨転移における無進行生存期間・生存期間の改善については，ゾレドロン酸との比較3試験において有意差は認められていない．術後ER陽性乳がんにおけるデノスマブ投与により再発減少傾向は報告されているが有意ではなく[14]，骨転移のない前立腺がんにおける無進行生存期間・生存期間の改善は認められていない[15]．

以上より，**原発不明がん骨転移におけるBMAによる骨関連事象の減少は十分期待でき推奨されるが，骨転移の有無にかかわらず，生存期間の改善について期待できるエビデンスは現状ではないと考えられる**．

引用文献

1）Rosen LS, Gordon D, Tchekmedyian S, et al. Zoledronic acid versus placebo in the treatment of skeletal metastases in patients with lung cancer and other solid tumors: a phase III, double-blind, randomized trial--the Zoledronic Acid Lung Cancer and Other Solid Tumors Study Group. J Clin Oncol 2003; **21**: 3150-3157

2）Saad F, Gleason DM, Murray R, et al. Long-term efficacy of zoledronic acid for the prevention of skeletal complications in patients with metastatic hormone-refractory prostate cancer. J Natl Cancer Inst 2004; **96**: 879-882

3）Kohno N, Aogi K, Minami H, et al. Zoledronic acid significantly reduces skeletal complications compared with placebo in Japanese women with bone metastases from breast cancer: a randomized, placebo-controlled trial. J Clin Oncol 2005; **23**: 3314-3321

4）Rosen LS, Gordon D, Kaminski M, et al. Long-term efficacy and safety of zoledronic acid compared with pamidronate disodium in the treatment of skeletal complications in patients with advanced multiple myeloma or breast carcinoma: a randomized, double-blind, multicenter, comparative trial. Cancer 2003; **98**: 1735-1744

5）Morgan GJ, Davies FE, Gregory WM, et al. First-line treatment with zoledronic acid as compared with clodronic acid in multiple myeloma (MRC Myeloma IX): a randomised controlled trial. Lancet 2010; **376**: 1989-1999

6）Early Breast Cancer Trialists' Collaborative Group (EBCTCG). Adjuvant bisphosphonate treatment in early breast cancer: meta-analyses of individual patient data from randomised trials. Lancet 2015; **386**: 1353-1361

7）Vale CL, Burdett S, Rydzewska LHM, et al. Addition of docetaxel or bisphosphonates to standard of care in men with localised or metastatic, hormone-sensitive prostate cancer: a systematic review and meta-analyses of aggregate data. Lancet Oncol 2016; **17**: 243-256

8）Stopeck AT, Lipton A, Body JJ, et al. Denosumab compared with zoledronic acid for the treatment of bone metastases in patients with advanced breast cancer: a randomized, double-blind study. J Clin Oncol 2010; **28**: 5132-5139

9）Fizazi K, Carducci M, Smith M, et al. Denosumab versus zoledronic acid for treatment of bone metastases in men with castration-resistant prostate cancer: a randomised, double-blind study. Lancet 2011; **377**: 813-822

10）Henry DH, Costa L, Goldwasser F, et al. Randomized, double-blind study of denosumab versus zoledronic acid in the treatment of bone metastases in patients with advanced cancer (excluding breast and prostate cancer) or multiple myeloma. J Clin Oncol 2011; **29**: 1125-1132

11) Lipton A, Fizazi K, Stopeck AT, et al. Superiority of denosumab to zoledronic acid for prevention of skeletal-related events: a combined analysis of 3 pivotal, randomised, phase 3 trials. Eur J Cancer 2012; **48**: 3082-3092

12) Lipton A, Fizazi K, Stopeck AT, et al. Effect of denosumab versus zoledronic acid in preventing skeletal-related events in patients with bone metastases by baseline characteristics. Eur J Cancer 2016; **53**: 75-83

13) von Moos R, Body JJ, Egerdie B, et al. Pain and health-related quality of life in patients with advanced solid tumours and bone metastases: integrated results from three randomized, double-blind studies of denosumab and zoledronic acid. Support Care Cancer 2013; **21**: 3497-3507

14) Gnant M, Pfeiler G, Dubsky PC, et al. Adjuvant denosumab in breast cancer (ABCSG-18): a multicentre, randomised, double-blind, placebo-controlled trial. Lancet 2015; **386**: 433-443

15) Smith MR, Saad F, Coleman R, et al. Denosumab and bone-metastasis-free survival in men with castration-resistant prostate cancer: results of a phase 3, randomised, placebo-controlled trial. Lancet 2012; **379**: 39-46

CQ 20

原発不明がんはどの時点でベストサポーティブケア（BSC）への移行を考えるべきか？

推奨

- **予後良好群以外の原発不明がんは診断時よりベストサポーティブケア（best supportive care：BSC）の選択肢を検討することを推奨する．**

【推奨度：強，投票一致率：67%，エビデンスレベル：C】

背景・目的

原発不明がんにおいて予後良好群以外の予後は不良であり，化学療法の導入の意義も確立されていない．予後良好群以外の原発不明がんの生命予後に関する報告，予後因子に関する報告，治療成績に関する報告をまとめ緩和ケアを検討すべきタイミングについて検討を行った．

解説

原発不明がんの大部分は予後不良群である．オランダの population-based study では 2/3 の症例にサポーティブケアのみが実施され，生存期間中央値は 11 週間と報告されている[1)]．また，予後良好群を除外したコホート研究においては生存期間中央値が 3～4 ヵ月[2,3)]，予後良好群も含めたコホート研究では 7～11 ヵ月とも報告されている[4,5)]．原発不明がんの予後不良因子について様々な検討が報告されている[6)]．Seve らは PS≧2，肝転移，LDH 上昇，血清アルブミン低値，リンパ球減少，合併症の存在などをあげ，肝転移および血清アルブミン低値の群で生存期間中央値が約 3 ヵ月と報告している[3)]．また，同様に Culine らは肝転移および LDH 上昇の群で生存期間中央値が約 4～7 ヵ月，1 年生存割合 11～23% であること[5)]，Penel らは PS，合併症，LDH の上昇，血清アルブミン低下によりリスク分類し予後不良群の 90 日生存割合は 16% と報告している[7)]．さらに，van der Gaast らは ALP 上昇もリスクファクターとして報告している[8)]．

一方，化学療法の適応例においても，一次化学療法耐性後は予後不良である．二次治療，三次治療については小規模な検討が存在するのみであるが，奏効率は約 10% 程度と低く，全生存も数ヵ月である[9,10)]．

したがって，予後良好群以外の原発不明がんにおいて，初診時から PS 不良，肝転移，LDH

上昇，アルブミン低下などの因子がある症例や一次化学療法耐性後の症例は期待される生命予後が極めて限られている可能性が高く，積極的にベストサポーティブケア（あるいは積極的治療の中止）を考慮するべきである．また，予後不良の疾患の側面を考慮し，積極的治療を開始する段階から患者 QOL 改善のために併行して緩和ケア医がかかわっていくことが必要である．更に早期から今後の療養，終末期について話し合うアドバンス・ケア・プランニングを行うことにより，患者の意思の尊重に基づく療養生活の質の向上が期待される．

引用文献

1) van de Wouw AJ, Janssen-Heijnen ML, Coebergh JW, et al. Epidemiology of unknown primary tumours; incidence and population-based survival of 1285 patients in Southeast Netherlands, 1984-1992. Eur J Cancer 2002; **38**: 409-413
2) Shaw PH, Adams R, Jordan C, et al. A clinical review of the investigation and management of carcinoma of unknown primary in a single cancer network. Clin Oncol (R Coll Radiol) 2007; **19**: 87-95
3) Seve P, Ray-Coquard I, Trillet-Lenoir V, et al. Low serum albumin levels and liver metastasis are powerful prognostic markers for survival in patients with carcinomas of unknown primary site. Cancer 2006; **107**: 2698-2705
4) Abbruzzese JL, Abbruzzese MC, Hess KR, et al. Unknown primary carcinoma: natural history and prognostic factors in 657 consecutive patients. J Clin Oncol 1994; **12**: 1272-1280
5) Culine S, Kramar A, Saghatchian M, et al. Development and validation of a prognostic model to predict the length of survival in patients with carcinomas of an unknown primary site. J Clin Oncol 2002; **20**: 4679-4683
6) Amela EY, Lauridant-Philippin G, Cousin S, et al. Management of "unfavourable" carcinoma of unknown primary site: synthesis of recent literature. Crit Rev Oncol Hematol 2012; **84**: 213-223
7) Penel N, Negrier S, Ray-Coquard I, et al. Development and validation of a bedside score to predict early death in cancer of unknown primary patients. PLoS One 2009; **4**: e6483
8) van der Gaast A, Verweij J, Planting AS, et al. Simple prognostic model to predict survival in patients with undifferentiated carcinoma of unknown primary site. J Clin Oncol 1995; **13**: 1720-1725
9) Hainsworth JD, Spigel DR, Raefsky EL, et al. Combination chemotherapy with gemcitabine and irinotecan in patients with previously treated carcinoma of an unknown primary site: a Minnie Pearl Cancer Research Network Phase II trial. Cancer 2005; **104**: 1992-1997
10) Pouessel D, Culine S, Becht C, et al. Gemcitabine and docetaxel after failure of cisplatin-based chemotherapy in patients with carcinoma of unknown primary site. Anticancer Res 2003; **23**: 2801-2804

CQ 21

原発不明がんと一度診断された患者に対して，ある段階で再度原発巣検索をするべきか？

推奨

- **原発巣再検索をルーチンで行わないことを推奨する．ただし，新規の症状が出現したときなどは症状に応じた部位の検査を再度行う．**

【推奨度：弱，エビデンスレベル：D】

背景・目的

日常臨床において，いったん原発不明がんと診断され治療を開始されたのちに，原発が同定されることがある．原発不明がん治療中に再度原発巣検索を行う意義や，その時期および方法について調べた．

解説

原発不明がんにおいて，治療開始後の原発巣の再検索についてのメタアナリシスや大規模な臨床試験は存在しない．のちに原発巣が判明したということに言及している論文は4編ある．3編はケースシリーズで，後ろ向きに集められた501例において生存している間に38例（7.6%）で原発部位が同定された．最初の診断から原発巣が発見されるまでのの期間の中央値は12.25ヵ月（2.25～78.5ヵ月）であった．また，2008年3月から2010年1月にSarah Cannon Cancer centerで前向きに集められた151例のうち，4例（2.6%）で2008年3月から2009年1月の追跡期間中に原発巣が同定された．後ろ向きに集めた群の38例中20例で診断時の生検検体が利用でき，前向きに集めた群の4例と合わせた合計24例において，同定された原発巣は非小細胞肺がん6例，乳がん5例，原発性腹膜がん3例，胃がん，結腸がん，悪性黒色腫が各2例，卵巣がん，膵がん，血管周囲類上皮細胞腫瘍（PEComa），皮膚扁平上皮がんが各1例であった[1]．別のケースシリーズでは，頭頸部の原発不明がん17例で，原発不明として頸部郭清術±放射線照射±化学療法を行われたうち1例（5.8%）で，経過観察中に上気道/上部消化管の原発性腫瘍が31.1ヵ月時点で特定された[2]．もうひとつのケースシリーズは，原発不明がんと診断された89例中1例（1%）で，経過中に膀胱がんと診断された[3]．1編は症例報告で，当初は原発不明小細胞神経内分泌がんと診断され，8ヵ月後にFDG-PETで喉頭に原発巣が同定された[4]．

上記のように原発不明がんの原発巣がのちに同定される確率は高くはなく，また原発巣の再検索によって予後が改善したというデータは存在しない．そのため，**ルーチンで全身の原発巣検索を再度行わないことを弱く推奨する**．なお，原発不明がんにおける剖検で特定された原発臓器としては，肺がん，膵がん，胆管がん，腎がん，前立腺がんなどが多かった[5,6]．このため，これらの臓器における病変の出現について常に注意を払う必要がある．

引用文献

1） Greco FA, Lennington WJ, Spigel DR, Hainsworth JD. Molecular profiling diagnosis in unknown primary cancer: accuracy and ability to complement standaed pathology. J Natl Cancer Int 2013; **105**: 782-790
2） Miller FR, Karnad AB, Eng T, et al. Management of the unknown primary carcinoma: long-term follow-up on a negative PET scan and negative panendoscopy. Head Neck 2008; **30**: 28-34
3） Yakushiji S, Ando M, Yonemori K, et al. Cancer of unknown primary site: review of consecutive cases at the National Cancer Center Hospital of Japan. Int J Clin Oncol 2006; **11**: 421-425
4） Miki K, Orita Y, Nose S, et al. Neuroendocrine carcinoma of the larynx presenting as a primary unknown carcinoma. Auris Nasus Larynx 2012; **39**: 98-102
5） Le Chevalier T, Cvitkovic E, Caille P, et al. Early metastatic cancer of unknown primary origin at presentation: a clinical study of 302 consecutive autopsied patients.Arch Intern Med 1988; **148**: 2035-2039
6） Mayordomo JI, Guerra JM, Guijarro C, et al. Neoplasms of unknown primary site: a clinicopathological study of autopsied patients. Tumori 1993; **79**: 321-324

索　引

原発不明がん診療ガイドライン（改訂第2版）

2018年7月30日　発行

編集者　日本臨床腫瘍学会
発行者　小立鉦彦
発行所　株式会社 南 江 堂
〒113-8410 東京都文京区本郷三丁目42番6号
☎(出版)03-3811-7236 (営業)03-3811-7239
ホームページ http://www.nankodo.co.jp/
印刷・製本 日経印刷
装丁 渡邊真介

Practical Guideline for Carcinoma of Unknown Primary, 2nd Edition

定価は表紙に表示してあります.
落丁・乱丁の場合はお取り替えいたします.
ご意見・お問い合わせはホームページまでお寄せください.

Printed and Bound in Japan
ISBN978-4-524-24166-8